护士执业资格考试同步辅导丛书

供护理、助产专业使用

儿科护理学笔记

（第五版）

主　编　吴岸晶

副主编　黄婉霞

编　者（按姓氏汉语拼音排序）

杜艳丽（深圳职业技术学院）

贺　艳（广州卫生职业技术学院）

黄婉霞（广州卫生职业技术学院）

黄笑群（广州市第一人民医院）

刘菊红（梅州市卫生职业技术学校）

时　会（桐乡市卫生学校）

苏春梅（揭阳市卫生学校）

吴岸晶（广州卫生职业技术学院）

吴丽红（梅州市卫生职业技术学校）

北　京

内 容 简 介

本书共14章,设有考点提纲栏、模拟试题栏、锦囊妙"记"框和要点回顾框四个模块,可将课堂所学的知识进行巩固梳理。既便于教师把握教学重点,又能帮助学生提高基础理论水平和表述归纳总结能力,提高知识运用能力,适应考试出题思路和风格。本书编写紧跟护士执业资格考试的思路和出题风格,习题除广泛覆盖新的知识点和考点外还增加了视频题、音频题、图片题,使复习内容更具针对性和多样性。

本书既可作为护士执业资格考试辅导用书,也可以作为学生自学考试、专升本考试及在校生学习期间的复习参考资料。

图书在版编目(CIP)数据

儿科护理学笔记/吴岸晶主编.—5版.—北京:科学出版社,2023.4
(护士执业资格考试同步辅导丛书)
ISBN 978-7-03-074900-0

Ⅰ.①儿… Ⅱ.①吴… Ⅲ.①儿科学–护理学–资格考试–自学参考资料 Ⅳ.① R473.72

中国国家版本馆 CIP 数据核字(2023)第 031046 号

责任编辑:谷雨擎 / 责任校对:宁辉彩
责任印制:赵 博 / 封面设计:涿州锦晖

科 学 出 版 社 出版
北京东黄城根北街16号
邮政编码:100717
http://www.sciencep.com
天津市新科印刷有限公司 印刷
科学出版社发行 各地新华书店经销

*

2010年8月第 一 版 开本:850×1168 1/16
2023年4月第 五 版 印张:9 1/2
2024年1月第四十次印刷 字数:285 000
定价:42.80元
(如有印装质量问题,我社负责调换)

第五版前言

本书以最新全国护士执业资格考试大纲为指导，承袭前四版教材优势，对内容和试题形式进行了较大幅度的修订。

在编写内容方面，本书定位为护士执业资格考试同步辅导丛书和儿科护理学教材伴侣，为此本书根据统编教材的章节进行编排，并仍旧保留前四版的体例格式，如考点提纲栏、模拟试题栏锦囊妙"记"框、要点回顾框等。主要变化可归纳为以下几点：首先，增加了趣味图片协助复习。其次，为了更加贴近护士执业资格考试的模拟试题，不仅参考了近年来护士执业资格考试的题量和知识分布情况，还增加了图片题和视频题。最后，以儿科护理学的内容单独组模拟试题，方便学生在完成整门课程学习后进行自我检测。

本书可以有效地帮助学生在学习儿科护理课程的同时进行自我检测复习，也可以有针对性地帮助考生进行考前系统复习，提高考生参加护士执业资格考试的通过率，还可以作为护理专业学生参加自学考试、专升本考试等的复习资料，是在校生和临床工作护士的复习好帮手。

本书在编写过程中得到了各位编者所在单位及科学出版社的大力支持和帮助，在编写期间参考了大量相关书籍和文献，在此向关人员致以谢意。

受编者水平所限，本书难免有不足之处，恳请广大读者批评、指正，以使本书日臻完善。

编　者
2022年9月

配 套 资 源

欢迎登录"中科云教育"平台，**免费**数字化课程等你来！

"中科云教育"平台数字化课程登录路径

电脑端

- ▶ 第一步：打开网址 http://www.coursegate.cn/short/4V3UM.action
- ▶ 第二步：注册、登录
- ▶ 第三步：点击上方导航栏"课程"，在右侧搜索栏搜索对应课程，开始学习

手机端

- ▶ 第一步：打开微信"扫一扫"，扫描下方二维码

- ▶ 第二步：注册、登录
- ▶ 第三步：用微信扫描上方二维码，进入课程，开始学习

PPT 课件，请在数字化课程中各章节里下载！

目　录

第1章　绪论 …………………………………… 1

 第1节　儿科护理学的任务和范围 …………… 1

 第2节　儿科护理学的特点 …………………… 1

第2章　儿童保健 ……………………………… 3

 第1节　儿童年龄阶段的划分和各期特点 …… 3

 第2节　各年龄期儿童的保健 ………………… 4

 第3节　生长发育 ……………………………… 6

 第4节　儿童营养与婴幼儿喂养 ……………… 9

 第5节　免疫规划 …………………………… 11

第3章　儿科常用护理技术 ………………… 17

 第1节　婴幼儿头皮静脉输液法 …………… 17

 第2节　温箱使用法 ………………………… 17

 第3节　光照疗法 …………………………… 18

 第4节　尿布皮炎的预防及护理 …………… 18

 第5节　口服药喂服法 ……………………… 19

 第6节　婴儿盆浴法 ………………………… 19

第4章　新生儿及患病新生儿的护理 ……… 22

 第1节　正常新生儿的护理 ………………… 22

 第2节　早产儿的特点及护理 ……………… 23

 第3节　新生儿窒息 ………………………… 24

 第4节　新生儿缺氧缺血性脑病 …………… 26

 第5节　新生儿颅内出血 …………………… 26

 第6节　新生儿黄疸 ………………………… 27

 第7节　新生儿寒冷损伤综合征 …………… 29

 第8节　新生儿脐炎 ………………………… 30

 第9节　新生儿败血症 ……………………… 30

 第10节　新生儿低血糖症 ………………… 31

 第11节　新生儿低钙血症 ………………… 32

第5章　营养性疾病患儿的护理 …………… 40

 第1节　营养不良 …………………………… 40

 第2节　维生素D缺乏性佝偻病 …………… 41

 第3节　维生素D缺乏性手足搐搦症 ……… 43

第6章　消化系统疾病患儿的护理 ………… 48

 第1节　儿童消化系统解剖生理特点 ……… 48

 第2节　口炎 ………………………………… 48

 第3节　婴幼儿腹泻 ………………………… 49

 第4节　液体疗法 …………………………… 50

第7章　呼吸系统疾病患儿的护理 ………… 56

 第1节　小儿呼吸系统解剖生理特点 ……… 56

 第2节　急性上呼吸道感染 ………………… 57

 第3节　急性感染性喉炎 …………………… 58

 第4节　急性支气管炎 ……………………… 59

 第5节　小儿肺炎 …………………………… 61

第8章　循环系统疾病患儿的护理 ………… 69

 第1节　儿童循环系统解剖生理特点 ……… 69

 第2节　先天性心脏病 ……………………… 69

第9章　血液系统疾病患儿的护理 ………… 75

 第1节　儿童造血和血液特点 ……………… 75

 第2节　儿童贫血的分度及分类 …………… 75

 第3节　营养性缺铁性贫血 ………………… 76

 第4节　营养性巨幼细胞贫血 ……………… 77

第10章　泌尿系统疾病患儿的护理 ……… 81

 第1节　儿童泌尿系统解剖生理特点 ……… 81

 第2节　急性肾小球肾炎 …………………… 81

 第3节　肾病综合征 ………………………… 83

 第4节　尿路感染 …………………………… 85

第11章　神经系统疾病患儿的护理 ……… 90

 第1节　儿童神经系统解剖生理特点 ……… 90

 第2节　化脓性脑膜炎 ……………………… 91

 第3节　病毒性脑膜炎、脑炎 ……………… 92

第12章　免疫性疾病患儿的护理 ………… 98

 第1节　风湿热 ……………………………… 98

 第2节　过敏性紫癜 ……………………… 100

 第3节　川崎病 …………………………… 101

第13章 常见传染病患儿的护理·················105
  第1节 传染病总论·················105
  第2节 麻疹·················106
  第3节 水痘·················109
  第4节 猩红热·················110
  第5节 流行性腮腺炎·················112
  第6节 中毒型细菌性痢疾·················113
  第7节 结核病总论·················114
  第8节 原发性肺结核·················117

  第9节 急性血行播散性肺结核·············117
  第10节 结核性脑膜炎·················118
第14章 常见急症患儿的护理·················127
  第1节 小儿惊厥·················127
  第2节 心搏、呼吸骤停·················129
模拟试题·················134
参考文献·················143
参考答案·················144

第1章 绪 论

第1节 儿科护理学的任务和范围

一、任务

1. 研究儿童生长发育规律、儿童保健、疾病防治和护理。
2. 提供"以儿童及其家庭为中心"的全方位整体护理。
3. 提高疾病治愈率，降低儿童的发病率和死亡率。
4. 保障和促进儿童的身心健康。

二、范围

1. 年龄范围 从受精卵形成至青春期结束。
2. 范畴 "以儿童及其家庭为中心"的身心整体护理。

第2节 儿科护理学的特点

一、解剖

1. 儿童外观不断变化。
2. 儿童各器官的发育遵循一定规律。

二、生理 不同年龄儿童的生理、生化正常值各不相同。

三、病理 对于同一致病因素，儿童与成人，甚至不同年龄儿童的病理反应和疾病过程会有相当大的差异。

四、免疫与预防

★1. 儿童出生后6个月内，因从母体获得抗体免疫球蛋白G（IgG），故对麻疹、腺病毒感染等有抵抗力。

★2. 母体免疫球蛋白M（IgM）不能通过胎盘，故儿童易患革兰氏阴性细菌感染。

★3. 婴幼儿期分泌型免疫球蛋白A（SIgA）缺乏，易患呼吸道和肠道感染。

4. 儿童皮肤黏膜屏障功能和淋巴系统发育不成熟，体液免疫和细胞免疫均不健全。

五、疾病预后

1. 儿童发病起病急，变化快，如诊治及时、护理恰当，疾病恢复也快。
2. 儿童修复和再生功能旺盛，后遗症一般较成人少。
3. 病情危重时，可能未见明显临床症状而突然死亡。

六、心理行为

1. 不同年龄阶段儿童具有不同的心理行为特征。
2. 儿童身心未成熟，缺乏适应需要的能力，依赖性较强，合作性差。
3. 儿童好奇、好动，容易发生各种意外。
4. 儿童心理行为发育受家庭、学校和社会的影响。

要点回顾

1. 儿童免疫有什么特点？
2. 儿童患病有何特点？

●○ **模拟试题栏——识破命题思路，提升应试能力** ○●━

A₁型题

1. 下列关于儿科的特点哪项不正确

    A. 儿童外观不断变化

    B. 儿童各器官发育遵循一定规律

    C. 婴儿期易患革兰氏阳性细菌感染

    D. 儿童发病起病急，变化快

    E. 婴幼儿期SIgA缺乏，易患呼吸道和肠道感染

2. 新生儿可从母体获得，但3～5个月后逐渐消失的抗体是

    A. 免疫细胞   B. 补体

    C. IgM   D. IgG

    E. IgA

3. 下列关于儿童心理行为特点哪项不正确

    A. 不同年龄阶段儿童具有不同的心理行为特征

    B. 儿童依赖性较强，合作性较好

    C. 儿童缺乏适应需要的能力

    D. 儿童好奇、好动，容易发生各种意外

    E. 心理行为的发育受家庭、学校和社会的影响

4. 下列关于儿童生长发育的特点哪项不正确

    A. 婴幼儿期SIgA缺乏，易患呼吸道和肠道感染

    B. 不同年龄儿童有不同的生理生化正常值

    C. 儿童病理变化常与年龄无关

    D. 儿童比成人易发生水和电解质紊乱

    E. 病情危重儿童可能未见明显临床症状而突然死亡

5. 下列关于儿童疾病特点说法不正确的是

    A. 儿童发病起病急，变化快

    B. 儿童修复和再生功能旺盛，后遗症少

    C. 诊治及时、护理恰当，疾病恢复较快

    D. 不同年龄儿童的疾病过程会有相当大的差异

    E. 儿童病情发展不典型而较慢

（黄婉霞）

第2章 儿童保健

第1节 儿童年龄阶段的划分和各期特点

根据儿童生长发育不同阶段的特点，将儿童年龄划分为以下7个时期。

一、胎儿期

- 1. 年龄　从受精卵形成到胎儿娩出为止，约40周。
- 2. 特点　胎儿生长发育迅速，完全依赖母体而生存。

二、新生儿期

★1. 年龄　自胎儿娩出、脐带结扎至出生后满28天。

2. 特点
- （1）儿童脱离母体开始独立生活，需要适应外界环境。
- ★（2）儿童生理调节能力、适应能力差，发病率高，死亡率也高，尤其是出生后1周内的新生儿。

三、婴儿期

★1. 年龄　自出生到满1岁前。

★2. 特点
- （1）生长发育最迅速的时期。
- （2）对营养需求量高，但消化功能发育不完善，易发生消化紊乱和营养不良。
- （3）来自母体的抗体逐渐减少，自身免疫功能尚未成熟，易患感染性疾病。

四、幼儿期

★1. 年龄　自1岁到满3岁前。

★2. 特点
- （1）生长发育速度减慢，但语言、思维和社交能力的发育日渐增速。
- （2）自主性和独立性增强，但危险意识差，是最易发生意外伤害的时期。
- （3）乳牙出齐，饮食渐改为普食。
- （4）与外界接触增多，自身免疫力仍低，传染病发病率仍较高。

五、学龄前期

★1. 年龄　自满3周岁到6～7岁入小学前。

★2. 特点
- （1）儿童体格发育稳步增长，智能发育更趋完善。
- （2）自我观念开始形成，好奇、好问、好模仿，具有较大的可塑性。
- （3）易患急性肾炎、风湿热等免疫性疾病。

六、学龄期

1. 年龄　自入小学起（6～7岁）到青春期前。

★2. 特点
- （1）智能发育更加成熟，除生殖系统外，其他各系统器官的发育已接近成人水平。
- （2）理解、分析、综合能力逐渐增强，是长知识、学文化的重要时期。
- （3）感染性疾病的发病率较前降低，要注意预防近视和龋齿。

七、青春期

1. 年龄　一般女孩从11～12岁到17～18岁，男孩从13～14岁到18～20岁。

★2. 特点
- （1）生长发育再次加速，呈现第二个生长高峰。
- （2）第二性征逐渐明显，生殖系统的发育渐趋成熟。
- （3）认知功能逐渐成熟，自我认同感建立，受外界影响较大，常出现心理、行为、精神方面的问题。

第2节　各年龄期儿童的保健

一、胎儿期保健

1. 产前保健
- （1）预防遗传性疾病和先天畸形：胎儿期是致畸敏感期，尤其前3个月，应积极预防孕期感染，避免接触放射线和铅、苯、有机磷农药等化学毒物，不吸烟和酗酒。
- （2）保证充足营养：不同阶段营养不良可影响该阶段器官的发育，严重营养不良可引起胎儿流产、早产和宫内发育迟缓等。
- （3）保证孕母良好的生活环境：孕母应注意生活规律，尽量避开污染的环境。
- （4）避免妊娠期并发症：加强高危孕妇的随访，预防流产、早产等异常情况发生。

2. 产时保健　重点注意预防产伤和产时感染。

二、新生儿期保健

1. 家庭访视
- （1）访视次数：一般在出生后第1个月应访视4次。即：①出院后1～2天的初访；②生后5～7天的周访；③出生后10～14天的半月访；④出生后27～28天的满月访。
- （2）访视内容：①询问新生儿出生时情况，吃奶、睡眠、大小便情况，以及母亲泌乳情况等。②详细全面体格检查，包括观察新生儿面色、呼吸、皮肤黏膜和脐部，测量体重、身长、体温、脉搏等。

2. 指导日常护理
- （1）保持居室空气清新，新生儿室内温度应保持在22～24℃，湿度在55%～65%为宜。新生儿尤其是低体重儿在寒冷季节更应注意保暖。
- （2）提倡母乳喂养，尽早开奶、按需哺乳。人工喂养首选配方奶粉。
- （3）新生儿的衣服宜选用柔软的棉布制作，包裹应宽松，使新生儿手足能活动；尿布须用柔软、吸水性好的浅色棉布，尿布应及时更换，每次大便后要用温水清洗臀部，预防尿布皮炎的发生。
- （4）新生儿应勤洗澡，保持皮肤清洁。

3. 预防疾病和意外
- （1）注意保持室内空气清新，减少亲友探视，避免交叉感染。
- （2）注意哺乳卫生，注意新生儿食具的消毒。
- （3）注意日常观察：如反应、哭声、进食、大小便等。
- （4）按时接种卡介苗及乙肝疫苗，出生后2周应口服维生素D，预防佝偻病的发生。
- （5）防止跌伤、烫伤，俯卧、蒙头过严或母亲哺乳姿势不当乳房堵塞儿童口鼻导致的窒息等意外。

4. 指导早期教育　鼓励家长多拥抱、抚触新生儿，刺激感知觉发育。有条件的可进行游泳训练，为儿童心理-社会的发展奠定基础。

三、婴儿期保健

1. 合理喂养，预防营养障碍与消化紊乱性疾病
- （1）提倡母乳喂养，按时添加辅食，指导断奶并安排好断奶后饮食。
- （2）对人工喂养或混合喂养者指导选择配方乳粉及科学的哺喂方法。

2. 日常护理
- （1）每日洗澡，保持皮肤清洁；选择简单、宽松的衣着，以利穿脱和四肢活动。最好不穿开裆裤，尤其是女婴，以防感染。
- （2）保证充足的睡眠，一般1～2个月小婴儿尚未建立昼夜生活节律，胃容量小，夜间哺乳次数多；3个月婴儿胃容量增大，进食习惯趋于规律，夜间睡眠时间延长，夜间哺乳次数可以逐渐减少婴儿的睡眠环境不需要过分安静，睡前避免过度兴奋，且应有固定的睡眠场所和睡眠时间。

3. 增强体质，预防疾病

（1）保证户外活动时间和被动婴儿操锻炼。

（2）按时完成1岁以内的基础计划免疫，预防感染性疾病的发生。

（3）定期做健康检查，了解儿童生长发育和健康状况，<6个月的婴儿每个月体检1次，>6个月者每2～3个月检查1次。

4. 预防意外　意外事故是婴儿最常见的死因之一，包括异物吸入、窒息、中毒、烧伤、烫伤、溺水、跌伤等，应加强防范。

5. 早期教育

（1）大小便训练：婴儿大便次数逐渐减少至每日1～2次时，即可开始训练定时大便。婴儿会坐后可以练习大便坐盆，每次3～5min。

（2）视听能力训练：①对3个月内的婴儿，可以在婴儿床上悬挂颜色鲜艳、能发声及转动的玩具，逗引婴儿注意，经常面对婴儿说话、唱歌。②对3～6个月婴儿可选择各种颜色、形状、发声的玩具，逗引婴儿看、摸和听。③对6～12个月婴儿应培养稍长时间的注意力，引导其观察周围事物。

（3）动作的发展：①2个月的婴儿可开始练习空腹俯卧抬头。②3～6个月婴儿喜欢注视和玩弄自己的小手，能够抓握细小的玩具，应用玩具练习婴儿的抓握能力；还应训练翻身。③7～9个月时用能够滚动的、颜色鲜艳的软球等玩具逗引婴儿爬行。④10～12个月时鼓励婴儿学走路。

（4）语言的培养：婴儿出生后就要利用一切机会和婴儿说话或逗引婴儿"咿呀"学语，利用日常接触的人和物，引导婴儿把语言同人和物及动作联系起来。

四、幼儿期保健

1. 合理喂养　此期儿童乳牙逐渐长齐，断奶后饮食逐步变为普通饮食，应注意供给足够的能量和优质蛋白。食物应细、烂、软、碎，烹调应多样化，注意食物的色、香、味，以增进幼儿食欲，每日5～6餐为宜。乳类供应不低于总能量的1/3。

2. 日常护理

（1）睡眠：幼儿睡眠时间随年龄增加而减少，一般每晚可睡10～12h，白天小睡1～2次。

（2）进食：营造良好的进餐氛围；培养良好的饮食习惯，逐步养成独立进食的能力，不要边玩耍边喂食。

（3）口腔保健：幼儿不能自理时，家长可用软布或软毛牙刷清洁幼儿牙齿。2～3岁后，幼儿在父母的指导下自己刷牙，早晚各一次，饭后漱口。定期带幼儿进行口腔检查。

3. 增强体质，预防疾病　加强体格锻炼，通过做简单的体操及游戏等增强体质；继续按计划进行预防接种，每6个月健康检查1次，了解儿童生长发育和健康状况，预防各种疾病的发生。

4. 预防意外　此期儿童已经具备独立的活动能力，好奇心强，识别危险能力不足，故易发生意外事故。应注意异物的吸入、烫伤、跌伤的预防与教育，同时给儿童营造舒适、安全的活动环境，消除安全隐患。

5. 早期教育

（1）大小便训练：1～2岁幼儿开始能够控制肛门和尿道括约肌，而且认知的发展使他们能够表示便意，理解应在什么地方排泄，应养成主动坐盆、不随地大小便的习惯。大便训练常较小便训练先完成，因为它较有规律性，而且幼儿对排大便的感觉更强烈。2～3岁幼儿多已能控制膀胱排尿，如5岁后仍不能随意控制排尿则应就诊。

（2）卫生习惯的培养：指导家长培养幼儿良好的生活及卫生习惯，如饭前、便后洗手，睡前洗脸、洗脚等清洁卫生习惯。

（3）品德教育：从培养行为习惯入手，使其在与人分享、诚实友爱、尊敬长辈等行为体验中受到教育。

（4）应重视与幼儿的语言交流，鼓励幼儿与人对话，指导幼儿使用正确的语言与人交流，促进幼儿言语的发育。

（5）通过做游戏、唱歌、讲故事、亲子活动等方式学习语言，学习社会交往能力，增加爱抚和情感交流机会，促进幼儿身心的健康发展。

五、学龄前期保健

1. **合理喂养** 学龄前期儿童饮食接近成人，食物制作应多样化，粗、细、荤、素要搭配合理，优质蛋白占总蛋白的1/2，每日4～5餐。鼓励儿童参与食物的制作和餐桌的布置，并进行营养、食品卫生和防止烫伤等知识教育。

2. **日常护理** 合理安排生活制度，做到作息规律，保证睡眠，每日睡眠时间为11～12h。此期儿童已有一定的自我照顾能力，虽然有时动作还不很协调，常需他人协助，但应给予鼓励，使其尽快实现自我照顾。

3. **增强体质，预防疾病** 继续加强体格锻炼，保证每日有一定时间的户外活动，接受日光照射，呼吸新鲜空气。每6～12个月进行1次体检。

4. **预防意外** 防止烫伤、外伤、异物吸入、中毒等意外事故的发生。

5. **加强学前教育** 培养独立生活能力和学习能力。以游戏的方式，促进智力发展，培养讲卫生、讲礼貌的良好习惯和爱集体、爱劳动等良好的道德品质。

六、学龄期保健

1. **合理喂养** 此期儿童应保证足够的营养摄入，注意膳食结构的合理搭配，以满足其生长发育、紧张学习和体力活动等需求。

2. **日常护理** 保证每日9～10h的睡眠时间；此期儿童恒牙逐渐替换乳牙，应注意保持牙齿清洁，限制含糖量高的零食以保护牙齿健康；此期学习压力较重，应注意用眼卫生，保护视力。

3. **增强体质，预防疾病** ①保证每日有一定时间的户外活动和体格锻炼时间，坚持体育锻炼，增强体质；②每年健康检查1次，继续监测生长发育和健康状况，预防传染性疾病、肠道寄生虫病、近视等易发疾病；③定期口腔检查，预防龋齿；④培养正确的坐、立、行和读书、写字的姿势，预防脊柱异常弯曲等畸形的发生。

4. **预防意外** 此期易发生的意外伤害有车祸、溺水、外伤和骨折等，应加强宣传教育，注意防范。

5. **教育** 加强学校卫生指导，提供适宜的学习条件，培养良好的学习兴趣和习惯，促进德、智、体、美、劳全面发展；帮助儿童建立良好的同伴关系，使其尽快适应学校生活；注意心理健康教育，防治精神、情绪和行为等方面的问题。

七、青春期保健

1. **充足营养** 此期体格发育迅速，必须供给充足的营养，增加蛋白质、维生素及矿物质如铁、钙、碘等的供给。指导青少年选择营养适当的食物和保持良好的饮食习惯。

2. **日常护理** 合理安排学习和生活，保证充足的睡眠和休息。

3. **增强体质，预防疾病** 加强体育锻炼，可选择适宜的体育项目如球类、游泳、跑步、跳高、溜冰等。

4. **预防意外** 此期易发生的意外伤害有车祸、溺水、外伤、骨折、中毒、人为的人身伤害等，应加强安全教育，注意防范。

5. **青春期教育** ①提供适宜的学习条件，培养良好的学习习惯，打好科学文化基础，重视素质教育，树立正确的人生观；②加强青春期生理和精神卫生知识、性知识及法律知识教育，培养良好品德，建立健康的生活方式；③积极防治常见的心理行为问题，如多种原因引起的出走、自杀和自我形象不满等。

第3节 生 长 发 育

一、生长发育的规律

1. **连续性和阶段性** 体格发育在出生后第1年，尤其前6个月速度最快，以后逐渐减慢，到青春期又加快，出现第二个生长高峰。

★2. **各系统器官发育的不平衡性** 神经系统发育较早，出生后2年内发育最快；淋巴系统在儿童期迅速生长，于青春期前达高峰，以后逐渐下降；生殖系统发育最晚。

★3. 生长发育的顺序性 生长发育遵循由上到下、由近到远、由粗到细、由简单到复杂、由低级到高级的顺序或一般规律（表2-1）。

4. **个体差异** 儿童生长发育在一定范围内受遗传、环境的影响，存在着相当大的个体差异。

表2-1 儿童生长发育的顺序性

顺序性	特点
由上到下	抬头→抬胸→坐→立→行
由近到远	抬肩→伸臂→双手握物；控制腿→控制脚
由粗到细	全手掌抓握→手指端摘取
由简单到复杂	画直线→画圈→画人
由低级到高级	看、听、感觉事物，认识事物→记忆、思维、分析、判断

二、影响生长发育的因素

★遗传因素和外界环境因素是影响儿童生长发育的两个最基本因素。

1. **遗传因素** 父母双方的遗传因素决定儿童生长发育的轨迹或特征、潜力等。

2. 外界环境因素 $\begin{cases}（1）营养。\\（2）孕母情况。\\（3）疾病。\\（4）生活环境。\end{cases}$

三、体格增长常用指标

1. 体重
   - ★（1）测体重的意义：是指身体各部重量的总和，是反映儿童生长发育与营养状况的重要指标，也是儿科临床计算药量、输液量的重要依据。
   - ★（2）正常情况：我国2015年九市城区调查结果显示，男婴平均出生体重为（3.38±0.40）kg，女婴为（3.26±0.40）kg，出生后第一个月增加1～1.7kg，出生后3～4个月时体重约为出生体重的2倍，1岁时增至出生时的3倍（10kg），2岁时增至出生时的4倍（12～13kg）。2岁以后到青春期前平均每年增长约2kg。
   - ★（3）估算公式

   $$3～12月龄：体重（kg）=（月龄＋9）/2$$
   $$1～6岁：体重（kg）=年龄×2＋8$$
   $$7～12岁：体重（kg）=（年龄×7–5）/2$$

2. 身高（长）
   - ★（1）测身高（长）的意义：是指头顶到足底的全身长度，是反映骨骼发育的重要指标。
   - ★（2）正常情况：正常新生儿出生时平均身长为50cm，1岁时约为75cm，2岁时约为87cm。2岁以后每年增长6～7cm。
   - ★（3）估算公式

   $$1～6岁：身高（长）（cm）=年龄×7＋75$$
   $$7～12岁：身高（cm）=年龄×6＋80$$

   - ★（4）身高（长）包括头部、躯干（脊柱）和下肢的长度。这3部分的发育速度不一致，一般头部发育较早，下肢发育较晚。某些疾病可使身体各部分比例失常，因此临床上需要分别测量上部量（从头顶至耻骨联合上缘）和下部量（从耻骨联合上缘至足底），以检查其比例关系。新生儿上部量与下部量比例为3：2，中点在脐上；2岁时中点在脐以下；6岁时中点移至脐与耻骨联合上缘之间；12岁时上、下部量相等，中点在耻骨联合上缘。

3. **坐高** 指从头顶至坐骨结节的长度，出生时坐高为身高的67%，6岁时为55%。

4. 头围
   - ★（1）测量方法和意义：经眉弓上缘、枕骨结节绕头一周的长度。头围大小反映脑、颅骨的发育程度。头围过小常提示脑发育不良；头围过大或增长过快则提示脑积水、脑肿瘤的可能。

4. 头围
- ★（2）正常情况：正常新生儿头围平均为34cm，1岁时约为46cm，2岁时约为48cm，15岁时为54～58cm（接近成人）。

5. 胸围
- （1）测量方法和意义：胸围是平乳头下缘经肩胛骨下角绕胸一周的长度，反映肺和胸廓的发育。
- ★（2）正常情况：出生时胸围比头围小1～2cm，平均为32cm，1岁左右胸围与头围相等，1岁以后胸围应逐渐超过头围。其差数（cm）约等于其岁数减1。

6. 腹围
- （1）测量方法：平脐（小婴儿以剑突与脐之间的中点）水平绕腹一周的长度。
- （2）2岁前腹围与胸围大致相等，2岁后腹围较胸围小。

7. 上臂围
- （1）测量方法及意义：沿肩峰与尺骨鹰嘴连线中点的水平绕上臂一周的长度。反映上臂骨骼、肌肉、皮下脂肪和皮肤的发育水平以评估儿童营养状况。
- （2）评估标准：上臂围＞13.5cm为营养良好；12.5～13.5cm为营养中等；＜12.5cm为营养不良。

8. 牙齿
- （1）人的一生有2副牙齿，即乳牙（共20个）和恒牙（共32个）。
- ★（2）出生后4～10个月乳牙开始萌出，13个月后尚未萌牙为萌牙延迟，乳牙大多于3岁前出齐。
- ★（3）2岁以内儿童的乳牙数目等于月龄减4～6。
- ★（4）6岁左右萌出第一颗恒牙又称六龄齿。出牙为生理现象，出牙时个别儿童可有低热、唾液增多、流涎及睡眠不安、烦躁等症状。

9. 囟门
- （1）前囟
  - ★1）测量方法：为顶骨和额骨边缘形成的菱形间隙，其大小是对边中点连线长度。
  - ★2）特点：出生时为1.5～2.0cm，以后随着头围的增长稍增大，6个月以后逐渐减小，1～1.5岁闭合。
  - ★3）临床意义：前囟早闭或过小见于小头畸形；迟闭或过大见于佝偻病、先天性甲状腺功能低下症等；前囟饱满常提示颅内压增高，前囟凹陷则常见于极度消瘦或脱水患儿。
- （2）后囟：出生时很小或闭合，最迟出生后6～8周闭合。

四、神经系统、感知觉、运动功能和语言发育

1. 神经系统发育　出生时脑重已达成人脑重的25%，此时脑细胞数目和成人相同，但其树突和轴突短而少。

2. 感知觉发育
- ★（1）视觉：新生儿视觉不敏感，只能看清15～20cm内的事物。第2个月起可协调地注视物体，开始有头眼协调；3～4个月时喜看自己的手，头眼协调较好；6～7个月时目光可随上下移动的物体垂直方向转动；8～9个月时开始出现视深度感觉。
- ★（2）听觉：新生儿出生3～7日后听觉已相当良好；3～4个月时头可转向声源，听到悦耳声音时会微笑；6个月时能区别父母声音；10～12个月时能听懂自己的名字。
- （3）嗅觉和味觉：出生时味觉发育已完善，4～5个月时对食物的微小改变已很敏感。出生时嗅觉发育已成熟，3～4个月时能区别愉快与不愉快的气味。
- （4）皮肤感觉发育
  - 1）触觉：新生儿眼、口周、手掌、足底等部位的触觉已很灵敏。
  - 2）痛觉：新生儿对痛觉的反应迟钝，2个月后逐渐改善。
  - 3）温度觉：出生时已很灵敏，冷的刺激比热的刺激更能引起明显的反应。
- （5）知觉：1岁末有空间和时间知觉，3岁能辨上、下，4岁能辨前、后，5岁能辨左、右。

3. 运动功能发育
- ★（1）粗运动（又称大运动）：儿童2～3个月俯卧位可以抬头，6～7个月能独自坐稳，8个月会爬，1岁能行走，2岁会跳，3岁能快跑。

> **锦囊妙"记"**　　**儿童大运动发育**
> 二抬四翻六会坐，七滚八爬周会走。

- ★（2）精细运动（又称小运动）：儿童6～7个月时出现换手与捏、敲等动作；9～10个月时示指和拇指可以捏起细小的东西；12～15个月时学会用勺，乱涂画；2～3岁会用筷子，并能解开衣扣。

4. 语言发育
- ★（1）发音阶段：新生儿已会哭叫，2～3个月能"咿呀"发音，6个月时发辅音，7～8个月能发出"爸爸""妈妈"等语音。
- ★（2）理解语言阶段：10个月能有意识地叫"爸爸""妈妈"。
- （3）表达语言阶段：1岁开始会表达语言。

锦囊妙"记"

一哭二笑三认母；四月大笑五认生；
七月无意说爸妈；八月有意仿大人；
十月招手会再见；一岁娃娃能说话。

第4节　儿童营养与婴幼儿喂养

一、能量与营养的需要

1. 能量的需要
- ★（1）儿童对能量的需要包括5个方面：基础代谢、食物的特殊动力作用、活动、生长所需和排泄消耗，其中生长所需是儿童特有的。
- （2）儿童总能量的需要：一般基础代谢占50%，排泄消耗占10%，生长和运动所需能量占32%～35%，食物的特殊动力作用占7%～8%。≤6月龄婴儿能量平均需要量为90kcal（376.73kJ）/（kg·d），7～12月龄为80kcal（334.87kJ）/（kg·d）。

2. 营养素的需要
- （1）产能营养素：蛋白质、脂肪、糖类三大营养素。
- （2）非产能营养素：包括维生素和矿物质，儿童容易缺乏维生素A、维生素D、维生素C和维生素B_1，容易缺乏的微量元素是铁、锌。
- （3）水：婴儿每日需水量为110～115ml/（kg·d），以后每增3岁减去约25ml/（kg·d）。

二、婴儿喂养

1. 母乳喂养
- ★（1）母乳的成分
  - 1）蛋白质：母乳生物效价高，含必需氨基酸比例适宜。母乳蛋白质以乳清蛋白为主，在婴儿胃中形成细小的乳凝块，有利于消化。酪蛋白含量较少，所含酪蛋白为β-酪蛋白，含磷少，凝块小。母乳中乳清蛋白与酪蛋白比值为4∶1，易被消化吸收。
  - 2）碳水化合物：母乳中90%的碳水化合物为乙型乳糖（β-双糖），有利于双歧杆菌、乳酸杆菌生长，促进肠蠕动，促进钙、镁、氨基酸的吸收。低聚糖为母乳特有，可阻止细菌黏附于肠黏膜，促进乳酸杆菌生长。
  - 3）脂肪：母乳中的脂肪酶使脂肪颗粒易于消化吸收。母乳含不饱和脂肪酸较多，含有亚油酸、亚麻酸，还含有微量的花生四烯酸和二十二碳六烯酸（DHA），能促进婴儿神经系统的发育。
  - 4）矿物质：母乳中电解质浓度低，适宜婴儿不成熟的肾脏发育水平，易被婴儿吸收。母乳中钙含量虽然低于牛乳，但钙、磷比例适当，为2∶1，钙吸收率高于牛乳。母乳中的锌和铁的吸收率均高于牛乳。
  - 5）维生素：水溶性维生素、维生素A含量与乳母膳食有关，维生素D、维生素E、维生素K不易通过血液循环进入乳汁。母乳中维生素D含量较低，婴儿出生后应及时补充维生素D。
  - 6）免疫物质：母乳中含有大量免疫物质，初乳中含量更高。母乳中含丰富的SIgA、免疫活性细胞和乳铁蛋白。母乳中的溶菌酶能水解革兰氏阳性细菌细胞壁中的乙酰基多糖，使之破坏。母乳中的双歧因子含量也远多于牛奶，能促进双歧杆菌生长。母乳中的催乳素也是一种有免疫调节作用的活性物质，可促进新生儿免疫功能的成熟。
  - 7）生长调节因子：是一组对细胞增殖、发育有重要作用的因子，如牛磺酸、激素样蛋白（上皮生长因子、神经生长因子）、某些酶和干扰素。

1. 母乳喂养
- （2）各期母乳成分变化
  - 1）初乳：是分娩后7天以内的乳汁。初乳量少、呈淡黄色、质地黏稠、蛋白质含量高、脂肪含量低，含丰富的维生素A、牛磺酸和矿物质，并含有初乳小球。
  - 2）过渡乳：是分娩后7~14天的乳汁。
  - 3）成熟乳：是分娩后14天以后的乳汁。
  - 随着哺乳时间的延长，乳汁中的成分发生变化，但乳糖含量较恒定。
- ★（3）母乳喂养的优点
  - 1）母乳中不仅含有适合婴儿消化且比例适宜的营养素，还具有多种免疫物质，可增强婴儿的抗病能力，促进免疫系统的发育。
  - 2）母乳喂养可降低婴幼儿感染性疾病的风险。
  - 3）母乳喂养能减少对异源性蛋白质的暴露水平，对子代的过敏性疾病有保护作用。
  - 4）母乳喂养对婴儿早期健康生长发育和成年期慢性病风险具有保护效应。
  - 5）母乳喂养经济、方便，还有利于增强母子感情。
  - 6）母乳喂养可促进母亲产后康复，可降低母亲乳腺癌和卵巢癌的发病风险。
- ★（4）母乳喂养的护理
  - 1）时间和次数：尽早开奶（产后15min至2h内），按需喂哺。
  - 2）防止溢乳和窒息：哺乳结束后应将婴儿竖抱起，用手掌轻拍其背部，排出胃内的气体。排气后将婴儿保持右侧卧位，以防呕吐造成窒息。
- ★（5）断乳：婴儿6个月开始引入半固体食物，并逐渐减少哺乳次数，增加引入食物的量，继续母乳喂养至24月龄。

2. 混合喂养
- （1）补授法：母乳哺喂次数一般不变，每次先哺母乳，将两侧乳房吸空后再根据婴儿需要补充配方奶或动物乳，适合6个月内的婴儿。
- （2）代授法：用配方奶或动物乳一次或数次替代母乳。母乳喂养的婴儿准备断离母乳开始引入配方奶或动物乳时宜采用代授法。

3. 人工喂养
- （1）鲜牛奶
  - ★1）牛乳中含较多的酪氨酸，不易消化；含饱和脂肪酸多，不利于消化；含乳糖量少，以甲型乳糖为主，易造成大肠埃希菌生长。
  - 2）钙磷比例不当（1.2：1），不利于钙的吸收。
  - 3）矿物质含量高，加重肾脏负荷。
  - 4）缺乏各种免疫因子。
- （2）配方乳粉：以牛乳为基础用现代工艺加工使其营养成分尽可能接近于人乳，但缺乏母乳中的免疫性物质和酶。在不能进行母乳喂养时，配方乳为优先选择的乳类来源，按年龄使用。
- （3）人工喂养的注意事项
  - 1）奶液的浓度和量：要按比例冲调，不可过稀或过浓。根据婴儿食欲、体重和粪便性状，随时调整奶量。
  - 2）乳液温度与奶嘴：乳液与体温相似，奶嘴软硬应适宜，奶嘴孔大小以奶瓶盛水倒置时液体呈滴状连续滴出为宜。
  - 3）哺喂过程：①哺喂前，准备好婴儿及奶具。②哺喂时，斜抱婴儿，将奶瓶斜置，使乳汁充满奶嘴。③哺喂后，竖抱起婴儿轻拍后背，使吞咽的气体排出。
  - 4）所有奶具用后均要洗净、消毒。

4. 婴儿食物转化
- ★（1）原则：由少到多、由稀到稠、由细到粗、由一种到多种，逐渐过渡到固体食物。在儿童生病或炎热的夏季应减少或暂停添加辅食。
- ★（2）添加辅食顺序：见表2-2。

表2-2　添加辅食顺序

月龄	添加辅食品种
6个月	泥状食物，含铁配方米糊、配方奶、水果泥、菜泥
7~9个月	末状食物，粥、烂面、蛋黄、鱼、肉末、豆腐、烂菜
10~12个月	碎食物，软饭、面条、面包、碎菜、碎肉、小馒头

第5节 免疫规划

一、获得性免疫方式

1. 主动免疫。
2. 被动免疫。

二、常用制剂种类

1. 主动免疫制剂　统称疫苗，按其生物性质可分为灭活疫苗、减毒活疫苗、类毒素疫苗、组分疫苗及基因工程疫苗。
2. 被动免疫制剂　包括特异性免疫球蛋白、抗毒素和抗血清。

三、免疫规划程序

★婴儿在1岁内要完成卡介苗、脊髓灰质炎疫苗、百白破联合疫苗、麻疹腮腺炎风疹联合疫苗和乙型肝炎疫苗的接种。国家免疫规划疫苗儿童免疫程序见表2-3。

表2-3　国家免疫规划疫苗儿童免疫程序

接种疫苗	预防疾病	接种次数	接种年龄	接种方法	接种部位	每次剂量
卡介苗	结核病	1	出生时	皮内注射	上臂外侧三角肌处	0.1ml
脊髓灰质炎（脊灰）灭活疫苗（IPV）、二价脊灰减毒活疫苗（脊灰减毒活疫苗，bOPV）	脊髓灰质炎	3	2月龄、3月龄各接种1剂IPV，4月龄接种1剂bOPV	IPV：肌内注射，bOPV：口服	肌内注射在上臂外侧三角肌处或大腿前外侧中部	IPV：0.5ml，bOPV：糖丸剂型每次1粒；液体剂型每次2滴（约0.1ml）
麻疹腮腺炎风疹联合减毒活疫苗（麻腮风疫苗，MMR）	麻疹、风疹、流行性腮腺炎	2	第一次8个月，第二次18个月	皮下注射	上臂外侧三角肌处或大腿前外侧中部	0.5ml
百白破联合疫苗	百日咳、白喉、破伤风	3	第一次3个月，第二次4个月，第三次5个月	肌内注射	上臂外侧三角肌处或大腿前外侧中部	0.5ml
乙型肝炎疫苗	乙型病毒性肝炎	3	第一次出生时，第二次1个月，第三次6个月	肌内注射	上臂外侧三角肌处或大腿前外侧中部	10μg

四、预防接种的注意事项

（1）环境准备。
（2）心理准备。
（3）严格执行免疫程序：见表2-3。
（4）严格掌握禁忌证：对已知疫苗成分严重过敏或既往因接种疫苗发生喉头水肿、过敏性休克及其他全身性严重过敏反应的，禁忌继续接种同种疫苗。对早产儿与低出生体重儿、免疫功能异常或有其他特殊疾病及情况的，需要有专业人员判断是否可以接种。
★（5）严格执行查对制度及无菌操作原则：接种活疫苗时，只用75%乙醇消毒；抽吸后如有剩余药液放置不能超过2h；接种后剩余活菌苗应烧毁。

锦囊妙"记"　**1岁内儿童疫苗接种顺序口诀**

出生乙肝卡介苗，二月脊灰炎正好，三四五月百白破，八月麻腮风疫苗。

五、预防接种的反应及处理

1. 一般反应
（1）局部反应：接种后数小时至24h，局部会出现红、肿、热、痛，有时伴有淋巴结肿大，持续2～3天不等。
（2）全身反应：一般于接种后24h内出现体温升高，持续1～2天，可伴有头晕、恶心、食欲减退、腹泻、全身不适、乏力等。

2. 异常反应
★（1）过敏性休克
1）表现：于注射后数秒或数分钟内出现烦躁不安、面色苍白、口周青紫、四肢湿冷、呼吸困难、脉搏细速、恶心呕吐、惊厥、大小便失禁甚至昏迷。如不及时抢救，可在短期内有生命危险。
★2）护理：使患儿平卧、头稍低，注意保暖，吸氧，并立即皮下或静脉注射1：1000肾上腺素0.5～1ml，必要时可重复注射，病情稍稳定后，应尽快转至医院抢救。

（2）晕针
1）表现：儿童常由于空腹、疲劳、紧张或恐惧等原因，在接种时或接种后数分钟内出现头晕、心慌、面色苍白、出冷汗、手足冰凉、心跳加快等症状。重者意识丧失、呼吸减慢。
2）护理：立即将患儿平卧、头稍低，给予少量温开水或糖水，必要时可针刺人中、合谷穴，数分钟后仍不能恢复正常者，皮下注射肾上腺素。

（3）过敏性皮疹：以荨麻疹最多见。

3. 偶合症　是受种者正处于某种疾病的潜伏期，或者存在尚未发现的基础病，接种后巧合发病。偶合症的发生与疫苗接种无关，如冬季偶合流行性感冒（简称流感）、腹泻等。

要点回顾

1. 根据儿童的年龄特点，将儿童年龄划分为几个时期？是怎样划分的？
2. 哪一期的儿童生长发育速度最快？哪一期儿童最容易发生意外？
3. 儿童生长发育遵循哪些规律？
4. 影响儿童生长发育的最基本因素是什么？
5. 儿童前囟什么时候闭合？什么时候开始出牙，乳牙什么时候出齐？
6. 儿童大运动功能发育的规律怎样？
7. 母乳的优点有哪些？
8. 接种疫苗后如发生过敏性休克应怎样进行抢救？

●○ 模拟试题栏——识破命题思路，提升应试能力 ○●

一、专业实务

A₁型题

1. 新生儿期是指
   A. 从孕期28周到出生后1周
   B. 从孕期28周到出生后2周
   C. 从出生到出生后满2周
   D. 从出生到出生后满28天
   E. 从出生到出生后满30天

2. 婴儿期是指
   A. 从出生到出生后满28天
   B. 从出生到满1岁前
   C. 从出生后13个月到2岁
   D. 从出生到满2岁
   E. 1～3岁

3. 新生儿期特点中哪一点是不正确的
   A. 易发生适应环境不良综合征

   B. 常因分娩带来产伤和窒息
   C. 免疫功能差，感染性疾病多见
   D. 发病率高，死亡率也高
   E. 生理调节功能比较成熟

4. 幼儿期的特点不包括
   A. 体格生长发育速度较婴儿期减慢
   B. 智能发育较婴儿期突出
   C. 语言、动作及心理方面发展较慢
   D. 前囟闭合，乳牙出齐
   E. 能控制大小便

5. 学龄前期儿童的特点中哪一点是不正确的
   A. 体格发育稳步增长，但较前减慢
   B. 脑发育完全成熟
   C. 智力发育增快，知识面迅速扩大，可塑性大
   D. 应该加强学前教育
   E. 共济运动发育良好

6. 儿童第二次生长发育高峰发生于
   A. 婴儿期　　　　　B. 幼儿期
   C. 学龄前期　　　　D. 学龄期
   E. 青春期

7. 身体的下部量指的是
   A. 坐骨结节到足底
   B. 耻骨联合上缘至足底
   C. 耻骨联合下缘至足底
   D. 脐部到足底
   E. 脐与耻骨联合中点到足底

8. 婴儿前囟闭合的时间为
   A. 0.5～1岁　　　　B. 1～1.5岁
   C. 1.5～2岁　　　　D. 2～2.5岁
   E. 2.5～3岁

9. 关于儿童身长增长规律以下哪项不正确
   A. 前半年平均每月增长2.5cm
   B. 后半年平均每月增长1.5cm
   C. 第一年身长平均增加25cm
   D. 第二年平均增加10cm
   E. 1～6岁平均身高＝年龄×7＋85

10. 衡量营养状况的重要指标是
    A. 体重　　　B. 身长　　　C. 前囟
    D. 牙齿　　　E. 头围

11. 关于儿童头围的说法下列不正确的是
    A. 新生儿约34cm
    B. 婴儿期增长最快
    C. 反映脑和颅骨的发育
    D. 3个月时为40cm
    E. 1岁头围达50cm

12. 正常儿童头围与胸围相等的年龄是
    A. 10个月　　B. 1岁　　　C. 2岁
    D. 2.5岁　　　E. 3岁

13. 儿童前囟早闭或过小常见于
    A. 小头畸形　　　　B. 脑积水
    C. 佝偻病　　　　　D. 唐氏综合征
    E. 胆红素脑病

14. 下列关于儿童大动作发育哪项是正确的
    A. 4个月开始抬头　　B. 8个月会爬
    C. 8个月开始能坐　　D. 12个月试独站
    E. 18个月开始会独走

15. 下列关于牙齿发育哪项叙述正确
    A. 乳牙共24只
    B. 最晚于8个月开始出乳牙
    C. 乳牙最晚于1.5岁出齐

D. 8岁开始换牙
E. 6岁左右萌出第一颗恒牙

A₂型题

16. 为2岁幼儿体检时，所测得的平均身长应该是
    A. 50cm　　　B. 60cm　　　C. 75cm
    D. 89cm　　　E. 95cm

17. 患儿，男，9个月，因发热、咳嗽3天，呼吸困难2h入院。为便于抢救用药，估算其标准体重为
    A. 6kg　　　B. 7kg　　　C. 9kg
    D. 10kg　　　E. 12kg

18. 为1岁儿童测量头围时，其正常值应约为
    A. 34cm　　　B. 44cm　　　C. 46cm
    D. 48cm　　　E. 50cm

19. 3岁儿童身长95cm，体重15kg，乳牙20个属于
    A. 体重、身长超过正常范围
    B. 身材异常高大　　C. 肥胖症
    D. 正常范围　　　　E. 营养不良

20. 一健康儿童前囟约0.5cm×0.5cm，出牙8个，体重10kg，开始能独走，学会叫灯等的名称，其年龄大约是
    A. 10个月　　B. 12个月　　C. 18个月
    D. 20个月　　E. 24个月

21. 一健康儿童会走，会叫"爸爸""妈妈"，并能听懂大人的简单吩咐，该儿童的年龄是
    A. 5个月　　　B. 6个月　　　C. 8个月
    D. 10个月　　　E. 18个月

22. 一健康儿童能抬头，且头能随看到的物品及听到的声音转动，其最可能的月龄是
    A. 2个月　　　B. 3个月　　　C. 4个月
    D. 5个月　　　E. 6个月

23. 一健康儿童，体重12kg，身长88cm，头围48cm，胸围49cm，其年龄应是
    A. 2岁　　　　B. 3岁　　　　C. 4岁
    D. 5岁　　　　E. 6岁

24. 儿童体重11kg，身长80cm，出牙12只，前囟已闭，胸围大于头围，最可能的月龄是
    A. 18个月　　B. 8个月　　C. 9个月
    D. 24个月　　E. 30个月

25. 儿保门诊评估一3个月大的婴儿动作行为发育情况时正确的是
    A. 会坐　　　　　　B. 会爬
    C. 扶腋下能站起　　D. 用手握持玩具
    E. 直位时能抬头

26. 一健康婴儿，出生22天，生后一直母乳喂养，

现母亲患急性乳腺炎需采用抗生素治疗。该婴儿的喂养方式应该是

A. 鲜牛奶   B. 婴儿配方奶粉

C. 羊奶   D. 喂米汤、米糊

E. 继续母乳

27. 为一产妇做母乳喂养指导时，解释母乳具有增强免疫力的作用是因为

A. 母乳中含有SIgA

B. 母乳中含乳铁蛋白少

C. 母乳中无巨噬细胞

D. 母乳不易污染

E. 母乳含铁丰富

28. 开始给婴儿添加蛋黄的时间应为

A. 出生后2个月   B. 出生后7～9个月

C. 出生后7～9周   D. 出生后10个月

E. 出生后12个月

29. 指导8个月婴儿喂养时，不应添加的辅食是

A. 米糊   B. 碎肉   C. 菜泥

D. 土豆   E. 饼干

30. 东东，男，8个月，接种麻疹疫苗后，当天下午体温38.0℃，并伴有烦躁哭闹等表现。此时护士应采取的措施是

A. 给予氧气吸入

B. 给予抗组胺药物口服

C. 立即注射肾上腺素

D. 注意休息、多饮水

E. 给予退热剂口服

31. 4个月健康女婴，现采用人工喂养，家属到儿保门诊咨询喂养方法。此时护士应指导添加的辅食是

A. 稀粥   B. 强化铁的米糊

C. 稠粥   D. 菜泥

E. 馒头

32. 小红，女，体重6.6kg，前囟1.5cm，刚出牙1个，能喃喃发声和伸手取物，不会独坐不会爬，最可能的月龄是

A. 2个月   B. 3个月   C. 5个月

D. 9个月   E. 10个月

33. 男婴，母乳喂养，体重8kg，身长72cm，坐稳并能左右转身，能发"爸爸""妈妈"的音节，刚开始爬行，其月龄可能是

A. 3～5个月   B. 6～7个月

C. 8～9个月   D. 10～11个月

E. 12个月

34. 儿童，男，2岁，体格检查：头围48cm，胸围

49cm，身长85cm，估算其体重应是

A. 6kg   B. 7kg   C. 8kg

D. 9kg   E. 12kg

35. 婴儿，女，生后3天，已按时完成疫苗接种，准备出院。指导家长婴儿第二次乙肝疫苗接种的年龄是

A. 1个月   B. 2个月   C. 3个月

D. 4个月   E. 5个月

36. 婴儿1个月，母乳喂养，为保证儿童的营养摄取，护士对家长进行辅食添加的指导，正确的是

A. 由粗到细   B. 由稠到稀

C. 由少到多   D. 由多到少

E. 尽量一次添加几种食物

A3/A4型题

（37～38题共用题干）

儿童，男，1岁2个月，体检：体重9.2kg，身高78cm，前囟尚未闭合。

37. 家长询问护士儿童前囟关闭最迟的时间，正确的回答是

A. 8个月   B. 10个月   C. 12个月

D. 18个月   E. 24个月

38. 指导家长了解囟门迟闭常见的原因是

A. 脑萎缩   B. 小头畸形

C. 脑发育不良   D. 营养不良

E. 维生素D缺乏性佝偻病

二、实践能力

A1型题

39. 乳牙萌出延迟是指

A. 4月龄儿童未萌出乳牙

B. 6月龄儿童未萌出乳牙

C. 8月龄儿童未萌出乳牙

D. 10月龄儿童未萌出乳牙

E. 13月龄儿童未萌出乳牙

40. 2岁以内儿童乳牙总数可按下列哪个公式推算

A. 月龄–（2～4）   B. 月龄–（2～6）

C. 月龄–（2～8）   D. 月龄–（4～6）

E. 月龄–（6～8）

41. 下面哪项能量需要是儿童所特需的

A. 基础代谢   B. 食物特殊动力作用

C. 生长发育   D. 运动

E. 排泄损失

42. 母乳的特点是

A. 蛋白质含量高   B. 矿物质含量高

C. 饱和脂肪酸多   D. 免疫因子多

E. 甲型乳糖多

43. 有关婴儿喂养知识中哪一项是错误的
    A. 最好选母乳，因其含优质蛋白和乳糖，钙、磷比例合适
    B. 母乳中维生素D含量较低，婴儿出生后应及时补充维生素D
    C. 饮食中蛋白质、糖、脂肪的含量各占总热量的50%、35%、15%
    D. 动物蛋白质生物学价值较高
    E. 在儿童生病或炎热的夏季应减少或暂停添加辅食

A₂型题

44. 小明，男，7个月，护士指导其家长可添加的辅食是
    A. 碎肉和菜汤　　　B. 肉末和鸡蛋
    C. 面条和青菜汤　　D. 带馅的食品
    E. 碎肉和饼干

45. 宝宝，2个月，妈妈询问什么时候能开始给宝宝喂米糊，你的回答是
    A. 2个月　　　B. 3个月　　　C. 4个月
    D. 5个月　　　E. 6个月

46. 4个月婴儿，其母亲母乳不够，需喂全脂乳粉，指导其配奶时4勺奶粉应加水
    A. 4勺　　　B. 8勺　　　C. 12勺
    D. 16勺　　　E. 20勺

47. 孕妇顺产一男婴，护士应在男婴出生后多久为其接种第一针乙肝疫苗
    A. 8h内　　　B. 10h内　　　C. 12h内
    D. 24h内　　　E. 48h内

48. 小芹，5个月，应接种何种疫苗
    A. 卡介苗　　　　B. 乙肝疫苗
    C. 流脑疫苗　　　D. 乙脑疫苗
    E. 百白破

49. 为2岁儿童测得的头围为54cm，应考虑下述哪种疾病
    A. 营养不良　　　B. 脑积水
    C. 脑发育不全　　D. 病毒性脑炎
    E. 中毒性脑病

50. 婴儿体重4.5kg，前囟1.5cm×1.5cm，后囟0.2cm，能微笑，头不能竖立，最可能的年龄是
    A. 7天内　　　B. 2个月　　　C. 4个月
    D. >4个月　　　E. >5个月

51. 冬冬，女，4个月。来社区卫生服务中心预防保健门诊接种疫苗，她应当接种的疫苗是
    A. 乙肝　　　　B. 乙脑

C. 流脑　　　　D. 百白破第一针
E. 百白破第二针

52. 女孩，5岁，发育正常，为其测得的体重是18kg，估算其身高为
    A. 95cm　　　B. 110cm　　　C. 115cm
    D. 125cm　　　E. 135cm

53. 在儿童保健门诊为1岁婴儿体检时，测得头围46cm，估计其胸围是
    A. 34cm　　　B. 40cm　　　C. 46cm
    D. 48cm　　　E. 50cm

54. 新生儿出生后1天，护士应为该新生儿接种的疫苗是
    A. 卡介苗，乙肝疫苗
    B. 麻疹减毒活疫苗
    C. 百白破混合制剂
    D. 流感疫苗
    E. 乙脑疫苗

55. 患儿，女，5岁，在社区卫生服务中心接种流感疫苗。接种过程中出现头晕、心悸、面色苍白、出冷汗，诊断为晕针。患儿宜采取的体位是
    A. 右侧卧位　　　　B. 左侧卧位
    C. 平卧位，头稍低　D. 俯卧位
    E. 半卧位

A₃/A₄型题

（56～57题共用题干）

美美，女，8个月。家人带其去儿童保健门诊接种麻疹疫苗。

56. 接种结束后，以下哪项健康指导不正确
    A. 饮食不须忌口
    B. 注意休息
    C. 观察接种后的反应
    D. 观察20min后可回家
    E. 多饮温水

57. 接种后2min，美美出现了烦躁不安、面色苍白、口周青紫、四肢湿冷、脉搏细速等症状。美美最可能发生了
    A. 低血糖　　　　B. 偶合症
    C. 全身反应　　　D. 过敏性休克
    E. 低钙血症

（58～60题共用题干）

女婴，足月产，出生后第一天，体重3.2kg，身长52cm，面色红润，吞咽良好，母亲已开始母乳喂养。

58. 指导母乳喂养时母亲宜取
    A. 半卧位　　　　B. 坐位

C. 右侧卧位　　　D. 左侧卧位　　　　　E. 使婴儿舒适

E. 平卧位

60. 喂奶后应置婴儿于

59. 哺乳结束后，母亲应将婴儿抱起，轻拍背部，其
目的是

A. 半卧位　　　　　B. 坐位

C. 右侧卧位　　　D. 左侧卧位

A. 促进消化和吸收　B. 防止溢乳

E. 平卧位

C. 避免哭闹　　　D. 促进睡眠

（黄婉霞）

第3章　儿科常用护理技术

第1节　婴幼儿头皮静脉输液法

一、目的　补充水分、营养，维持体内水、电解质、酸碱平衡；静脉给药。

二、计划　了解患儿的病情，评估患儿输液需求，准备用物。

三、操作要点

1. 穿刺部位
  （1）头皮静脉：新生儿和婴幼儿最常选用额上静脉、颞浅静脉、耳后静脉。
  （2）患儿取仰卧位或侧卧位，头垫小枕，助手固定其肢体和头部。可用全身约束法。

2. 操作过程
  （1）操作者站立于患儿头端→备皮→选静脉→消毒皮肤，再次查对。
  （2）注射器抽取生理盐水接上头皮针，排尽空气；操作者以左手拇指、示指分别固定绷紧穿刺点前后皮肤，右手持针，在距静脉最清晰点向后移0.3cm处，将针头与皮肤成15°～20°角刺入皮肤，沿血管徐徐进针，见到回血后固定针头，确定通畅无渗出后取下注射器，接上输液导管，可缓慢输注液体。
  （3）固定。

3. 注意事项
  （1）根据患儿病情、年龄及药物性质调节滴速。
  （2）注意区分头皮动静脉。

第2节　温箱使用法

一、目的　使患儿体温保持稳定，提高未成熟儿的成活率，有利于高危新生儿的成长发育。

二、计划
  1. 评估患儿的体温、全身皮肤情况。
  2. 温箱准备。

三、操作要点

1. 入温箱的指征
  （1）凡出生体重在2000g以下者。
  （2）高危或异常新生儿，如新生儿寒冷损伤综合征、体温不升患儿等。

2. 打开注水槽，加入50℃蒸馏水至水位指示线。

3. 接通电源，预热温度28～32℃，预热时间2h左右；箱内湿度应维持在55%～65%。

4. 一切护理操作尽量在箱内集中进行，每4h测体温一次并同时记录箱温。

5. 出温箱的条件
  （1）患儿体重达2000g或以上。
  （2）在不加热的温箱内，室温维持在24～26℃时，患儿能保持正常体温，吃奶好，体重持续增长者。

第3节　光照疗法

一、**目的**　常用于治疗各种原因引起的新生儿高胆红素血症。

二、**作用原理**　以波长425～475nm的蓝色荧光灯照射患儿的皮肤，使血中的间接胆红素经光照射氧化分解为直接胆红素而随胆汁、尿排出体外。

三、**计划**

1. 评估患儿皮肤黄染的程度。
2. 物品准备。

四、**操作要点**

1. 水槽内加蒸馏水，接通电源，预热，箱温升至小儿适中温度30～32℃，湿度55%～65%。
2. 灯管与患儿皮肤距离为33～50cm。
3. 给患儿戴上护眼罩，脱光衣服，系好尿布。
4. 光疗期间，每2～4h测生命体征1次，并观察黄疸消退情况。
5. 如单面照射，应每2～4h翻身1次，并记录时间。
6. 光照12～24h才能使血清胆红素下降，血清胆红素＜171μmol/L（10mg/dl）可停止光疗，光疗总时间按医嘱执行。
7. 光疗时观察患儿精神、反应、呼吸、脉搏及黄疸程度的变化；观察大小便颜色与性状；检查皮肤有无发红、干燥、皮疹；注意有无呼吸暂停、烦躁、嗜睡、发热、腹胀、呕吐、惊厥等现象发生，发现问题，及时通知医生。
8. 评估患儿体液不足的程度。保证水分及营养的供给，两次喂奶期间给水1次。
9. 光疗结束后，应给患儿称体重，沐浴，检查皮肤有无损害、眼部有无感染。
10. 注意及时更换灯管，一般有效时限为1000h。

第4节　尿布皮炎的预防及护理

一、**目的**　保持臀部皮肤清洁、干燥、舒适，减轻患儿疼痛，促使尿布皮炎痊愈。

二、**计划**　评估患儿臀部皮损的程度，找出病因或诱因。

三、**操作要点**

1. 及时更换尿布　解开污湿尿布，用温水清洁臀部皮肤，并在局部皮肤上轻轻滚动涂药，以减轻局部皮损和疼痛。
2. 根据皮损选用
   （1）臀部皮肤暴露法：将臀部暴露在空气或阳光下，每日2～3次，每次10～20min，注意保暖。
   （2）灯光照射法：①红外线灯或鹅颈灯照射臀部，功率25～40W。②灯泡距患处皮肤30～40cm，每日2次，每次10～15min。③护士守护，避免烫伤。

四、**尿布皮炎皮损分度和涂药选择**（表3-1）

表3-1　尿布皮炎皮损分度和涂药选择

分度	特点（记忆口诀）	涂药选择
轻度	（红）皮肤潮红	涂紫草油或鞣酸软膏
重Ⅰ度	（疹）皮肤潮红伴皮疹	鱼肝油膏，2次/天
重Ⅱ度	（破）皮肤潮红伴皮疹＋皮肤溃破，脱皮	鱼肝油膏，2次/天
重Ⅲ度	（烂）局部大块糜烂或表皮剥落	鱼肝油膏或康复新液，2～3次/天

注：继发感染时，可用0.02%高锰酸钾溶液冲洗，再涂红霉素软膏或硝酸咪康唑霜，2次/天。

第5节 口服药喂服法

一、目的 婴幼儿需要口服药物治疗时，采用喂服而达到治疗目的，而不能自行吞服。

二、计划 了解患儿的病情，评估患儿喂服方法，备药。

三、操作要点

1. 抱起患儿以左臂固定患儿的双臂及头部。

2. 喂药
（1）喂药应在喂奶前或两次喂奶间进行，避免吐奶。
（2）小药勺盛药液，从口角处顺口颊方向伸至舌后1/3处慢慢倒入。
（3）小勺仍留在口中，待药液已咽下后，将药勺拿开，以防患儿将药液吐出。
（4）若患儿不肯咽下时，可用拇指与示指轻轻捏其双颊，使之吞咽。
（5）若患儿出现恶心，应暂停喂药，轻拍其背部或转移注意力，待好转后再喂，防止呛咳、误吸。
（6）喂药后再喂少量水，冲净口中药液。

第6节 婴儿盆浴法

一、目的 协助皮肤的排泄和散热，促进血液循环，促进肢体活动，使婴儿舒适，同时清洁皮肤，利于观察皮肤情况。

二、计划 评估环境温度（室温26～28℃）、水温（39～41℃）、盆浴时间（于喂奶前或喂奶后1h进行）、婴儿全身皮肤情况。

三、操作要点

（1）洗面部：用单层面巾擦眼（由内眦向外眦）→鼻→嘴→面部（禁用肥皂）。
（2）洗头：抱婴儿的方法为左手托住枕部，腋下夹住躯干。左手拇指和中指分别将婴儿双耳郭向前折，堵住外耳道口；右手将浴液涂于手上，洗头、耳后；最后冲洗和擦干，轻柔擦洗外耳。
（3）洗身体：抱好婴儿（左手握住婴儿左肩和腋窝处使其头部枕于操作者的手腕上，右前臂托住双腿），将婴儿轻放水中，右手蘸浴液洗全身，顺序是颈→胸腹部→腋下→手臂→手→背部→下肢→会阴、臀部，边洗边冲清水。
（4）出盆检查，测体重。一般沐浴时间为7～10min。

要点回顾

1. 小儿静脉输液穿刺部位有哪些？
2. 温箱使用法的目的是什么？入温箱的指征有哪些？出温箱的条件有哪些？
3. 光照疗法的作用原理是什么？
4. 尿布皮炎如何分度和选择涂药？

●○ 模拟试题栏——识破命题思路，提升应试能力 ○●

A_1型题

1. 婴儿静脉输液时，最常选用的静脉是
   A. 桡静脉 　　　B. 足背静脉
   C. 手背静脉 　　D. 踝静脉
   E. 颞浅静脉

2. 轻度尿布皮炎（表现为皮肤潮红），下列护理措施不妥的是
   A. 宜用肥皂水洗臀，塑料布或油布包裹臀部
   B. 排便后，可用温水洗净，擦干，涂拭植物油
   C. 可用红外线照射臀部以加速炎症吸收

D.室温与气温允许，可直接暴露臀部于阳光下

E.勤换尿布，保持臀部皮肤清洁干燥

3.下列婴幼儿盆浴的做法，错误的是

A.顶部有皮脂结痂应用力清洗干净

B.婴儿沐浴于喂奶前或喂奶后1h进行

C.盆浴过程中，护士的手不得离开小儿

D.入盆和出盆时护士抱持婴儿的姿势是一样的

E.擦洗面部禁用肥皂

4.关于小儿头皮静脉输液的描述，下列错误的是

A.小儿头皮静脉具有分支多、浅表易见，不易滑动的特点

B.婴儿优先选择头皮静脉输液

C.为了充分暴露静脉，必要时顺头发方向剃净局部毛发

D.穿刺前操作者以左手拇指、示指分别固定静脉两端

E.针头刺入后，如未见回血，说明穿刺失败

5.光疗箱最合适的温湿度为

A.温度27～28℃，相对湿度50%～65%

B.温度29～30℃，相对湿度50%～60%

C.温度30～32℃，相对湿度45%～60%

D.温度32～34℃，相对湿度55%～65%

E.温度30～32℃，相对湿度55%～65%

6.蓝光照射前，患儿的准备措施不包括

A.用黑眼罩遮盖双眼

B.用长条形尿布保护会阴

C.在皮肤上擦粉保持干燥

D.沐浴或擦身

E.测体重

7.关于新生儿入温箱的指征，下列描述错误的是

A.早产儿　　　　　B.2000g以下

C.体温不升　　　　D.2200g以下

E.新生儿硬肿症

8.关于新生儿出温箱的指征，下列描述错误的是

A.体重已达到2kg，体温正常

B.体重已达到2kg或以上，体温正常

C.患儿在不加热的温箱中，吃奶好，体重持续增长

D.患儿穿单衣在34℃温箱内能保持正常体温

E.在温箱内生活了1个月以上，体重虽不足2kg，但一般情况良好

A₂型题

9.患儿，女，出生后7天，护士为其进行盆浴，较为理想的沐浴时间为

A.1～2min　　　　B.3～5min

C.5～7min　　　　D.7～10min

E.10min以上

10.患儿，男，8个月，因发热、腹痛、腹泻入院，医嘱予抗炎补液治疗，护士往往考虑选用进行穿刺的静脉为

A.颞浅静脉　　　　B.额前静脉

C.耳后静脉　　　　D.眶上静脉

E.以上都正确

11.患儿，男，5天，因皮肤黄疸较重，遵医嘱予光照治疗。将小儿置入蓝光箱中不妥的护理操作是

A.灯管与小儿距离为40cm

B.单面光疗箱一般2h更换体位1次

C.调节箱温至32～34℃

D.戴上护眼罩，系好尿布

E.裸体置入蓝光箱

12.患儿，女，出生后4天，体重1300g，体温35℃，吮吸无力，下列护理措施不必要的是

A.监测体重　　　　B.监测体温

C.保温箱的使用　　D.光照疗法

E.密切观察病情

A₃/A₄型题

（13～14题共用题干）

患儿，女，胎龄32周，出生体重1400g，护士为该患儿进行温箱保暖护理。

13.入温箱的指征下列不正确的是

A.新生儿寒冷损伤综合征

B.凡出生体重在2500g以下者

C.高危儿

D.凡出生体重在2000g以下者

E.体温不升患儿

14.该患儿出温箱的条件是

A.患儿体重达2000g或以上

B.患儿体重达2500g或以上

C.在不加热的温箱中，体温不稳定

D.患儿吃奶尚可，但体重不增

E.患儿吃奶一般，体重增长缓慢

（15～18题共用题干）

患儿，女，4个月，因腹泻3日就诊，每日排稀水样便10余次，臀部皮肤潮红，伴有皮疹，有少许溃疡和脱皮。

15.该患儿臀部皮肤出现了

A.轻度尿布皮炎　　B.重Ⅰ度尿布皮炎

C.重Ⅱ度尿布皮炎　D.重Ⅲ度尿布皮炎

E.股癣

16. 该患儿的治疗方案是先用鹅颈灯照射臀部，再涂药物
    - A. 红霉素软膏
    - B. 鞣酸软膏
    - C. 1% 甲紫
    - D. 曲安奈德益康唑乳膏
    - E. 鱼肝油软膏

17. 患儿回家后，家长自行用肥皂水清洗臀部，第三天再次就诊，发现臀部溃疡面扩大，大片溃烂和脱皮，并有细菌感染，此时该患儿已经发展为
    - A. 轻度尿布皮炎
    - B. 重Ⅰ度尿布皮炎
    - C. 重Ⅱ度尿布皮炎
    - D. 重Ⅲ度尿布皮炎

E. 股癣

18. 此时正确的护理措施应该是
    - A. 直接涂红霉素软膏
    - B. 直接涂曲安奈德益康唑乳膏
    - C. 先用 0.02% 高锰酸钾溶液冲洗，然后涂硝酸咪康唑霜
    - D. 先用 0.02% 高锰酸钾溶液冲洗，然后涂红霉素软膏
    - E. 坚持涂鱼肝油软膏

（时　会）

第4章　新生儿及患病新生儿的护理

第1节　正常新生儿的护理

正常新生儿是指出生时胎龄满37～42周，体重＞2500g，身长＞47cm，无畸形和疾病的活产新生儿。

一、新生儿分类

★1. 根据胎龄分类
- （1）足月儿：胎龄在37～42周的新生儿。
- （2）早产儿：胎龄＞28周，且＜37周的新生儿。
- （3）过期产儿：胎龄＞42周的新生儿。

★2. 根据出生体重分类
- （1）正常体重儿：出生体重在2500～4000g的新生儿。
- （2）低出生体重儿：出生体重不足2500g的新生儿，其中极低出生体重儿体重＜1500g，超低出生体重儿体重＜1000g。
- （3）巨大儿：出生体重＞4000g的新生儿。

3. 根据出生体重和胎龄的关系分类
- （1）适于胎龄儿：出生体重在同龄平均体重第10～90百分位数的新生儿。
- （2）小于胎龄儿：出生体重在同龄平均体重第10百分位数以下的新生儿。
- （3）大于胎龄儿：出生体重在同龄平均体重第90百分位数以上的新生儿。

★4. 高危儿
- （1）母亲有异常妊娠史的新生儿：孕期合并各种疾病如糖尿病、高血压、感染等；孕期吸烟、吸毒、酗酒等；过去有死胎、死产史。
- （2）异常分娩的新生儿：各种难产儿。
- （3）出生时异常的新生儿：阿普加（Apgar）评分＜7分、早产、过期产、多胎儿、小于胎龄儿、先天畸形等。

★★二、正常新生儿特点

1. 外表特征
- （1）出生时哭声响亮，四肢屈肌张力高。
- （2）皮肤红润，胎毛少，覆盖有胎脂。
- （3）耳郭发育好。
- （4）乳晕明显，可摸到结节。
- （5）指甲长过指端，足底皮纹多。
- （6）男婴睾丸已降入阴囊，女婴大阴唇完全遮蔽小阴唇。

2. 体温
- （1）中枢发育不完善，调节功能差。
- （2）体表面积大，散热比成人快4倍。
- （3）体温易随外界温度变化。
- （4）新生儿产热主要依靠棕色脂肪的代谢。棕色脂肪分布在中心动脉附近、肩胛间区等处。
- （5）适中温度又称中性温度，指在一种适宜的环境温度下，机体耗氧量少，代谢率低，蒸发散热也少，又能保障正常体温。正常新生儿穿衣、包被，室温维持在22～24℃，便可达到中性温度的要求。

3. 呼吸　呼吸中枢不成熟，以腹式呼吸为主，呼吸节律不规律，40～45 次/分。

4. 循环　心率快，平均 120～140 次/分。波动较大，范围在 100～150 次/分。

5. 消化　胃呈水平位，贲门松弛，幽门紧张，易发生溢乳，生后 24h 内开始排墨绿色胎粪，3～4 天后转为黄色粪便。

6. 血液系统　血红蛋白含量相对较高。

7. 泌尿系统　肾功能差，易发生水肿或脱水。一般在 24h 内排尿。

8. 神经　新生儿脑相对较大，大脑皮质发育尚未完善，常出现无意识、不协调的活动。觅食、吸吮、握持及拥抱反射为此期特有的神经反射。

9. 免疫系统　可由胎盘从母体获得 IgG，数月后渐渐消失，而自身免疫功能尚未完善特别是 SIgA 缺乏，故新生儿易患各种感染，尤其是呼吸道和消化道感染。

★★三、新生儿特殊生理状态

1. 生理性体重下降　新生儿在出生后数天内因丢失水分较多，出现体重下降，但一般不超过 10%，出生后 10 天左右，恢复到出生时体重。

2. 生理性黄疸　出生后 2～3 天出现，5～7 天最重，10～14 天消退，患儿一般情况良好，食欲正常。

3. 生理性乳腺肿大　足月新生儿出生后 3～5 天，乳腺可触及蚕豆到鸽蛋大小的肿块，多于 2～3 周消退，无须处理。

4. 假月经　部分女婴在出生后 5～7 天可见阴道流出少量的血液，持续 1～3 天后停止，一般不必处理。

5. 口腔内改变　新生儿上腭中线和齿龈切缘上常见黄白色小斑点，俗称"板牙"或"马牙"，不需处理。面颊部的脂肪垫俗称"螳螂嘴"，对吸乳有利，不应挑割，以免发生感染。

★★四、新生儿护理

（1）新生儿室条件：病室干净、清洁、整齐，阳光充足、空气流通，温度 22～24℃，湿度 55%～65%。床与床之间的距离为 60cm。

（2）保持呼吸道通畅。

（3）保持体温稳定。

（4）预防感染。

（5）皮肤护理：脐部经无菌结扎后，逐渐干燥，残端 7 天内脱落。每日检查脐部，并用 75% 乙醇消毒，保持局部皮肤干燥，防止感染造成脐炎。

（6）喂养：出生后 30min 左右可抱至母亲处给予吸吮，鼓励母乳喂养。母亲无法哺乳时，首先试喂 10% 葡萄糖水，吸吮及吞咽功能良好者，可给予配方奶，每 3h 一次。

（7）预防接种：卡介苗、乙肝疫苗。

第 2 节　早产儿的特点及护理

★★一、早产儿特点　早产儿又称未成熟儿，是指胎龄大于 28 周，但不满 37 周的活产婴儿。

1. 外观特征
　（1）早产儿体重大多在 2500g 以下，身长不到 47cm。
　（2）皮肤发亮、水肿、红嫩，胎毛多，头发呈绒线毛头状。
　（3）耳郭软，耳舟不清楚。
　（4）哭声低弱，颈肌软弱，四肢肌张力低下。
　（5）指（趾）甲未达指（趾）端，足底纹少。
　（6）男婴睾丸未降或未全降至阴囊，阴囊少皱襞，女婴大阴唇不能盖住小阴唇。

2. 体温
　（1）早产儿体温中枢调节功能差。
　（2）棕色脂肪少，产热能力不足。
　（3）体表面积相对较大，散热快。
　（4）体温低于正常者多见。

3. 呼吸系统
（1）早产儿呼吸中枢发育不成熟，呼吸节律不规则，可发生呼吸暂停。
（2）早产儿的肺部发育不成熟，肺泡表面活性物质少，易发生肺透明膜病。
（3）有宫内窘迫史者，易发生吸入性肺炎。

4. 循环系统　安静时，心率较足月儿快，平均120～140次/分（足月儿安静时心率120次/分），血压也较足月儿低。

5. 消化系统

6. 泌尿系统

7. 神经系统

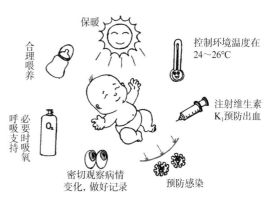

图4-1　早产儿护理要点

★★二、早产儿护理（图4-1）

（1）环境：早产儿室内温度应保持在24～26℃，晨间护理时，提高到27～28℃，相对湿度55%～65%。

（2）保暖
1）一般体重小于2000g者，应尽早置婴儿温箱保暖。
2）婴儿温箱的温度与患儿的体重及日龄有关，体重越轻箱温越高。
3）因头部面积占体表面积的20.8%，散热量大，头部应戴绒布帽，以降低耗氧和散热量。
4）各种操作应集中，并在远红外辐射床保暖下进行。
5）没有条件者，采取简易保暖方法。
6）尽量缩短操作时间，每日测体温6次，注意体温的变化，如发现异常，及时通知医生。

（3）合理喂养的护理
1）出生体重在1500g以上而无发绀的患儿，可在出生后2～4h喂10%葡萄糖水2ml/kg，无呕吐者，可在6～8h喂乳。
2）出生体重在1500g以下或伴有发绀者，可适当延迟喂养时间。喂乳量应根据消化道的消化及吸收能力而定，以不发生胃内潴留及呕吐为原则。
3）喂养方法：最好用母乳喂养，无法母乳喂养者以早产儿配方乳为宜。
4）评估：准确记录24h出入量，每日晨起空腹测体重一次，并记录，以便分析、调整营养物质的补充。

（4）维持有效的呼吸
1）有缺氧症状者给予氧气吸入，吸入氧浓度及时间应根据缺氧程度及用氧方法而定，吸入氧浓度及时间以维持动脉血氧分压50～70mmHg（6.7～9.3kPa）或经皮血氧饱和度90%～95%（小于29周者维持在85%～92%）为宜。常用氧气浓度为30%～40%。
2）若持续吸氧时间最好不超过3天，或在血气监测下用氧，防止氧中毒。

（5）预防出血：早产儿易缺乏维生素K依赖性凝血因子，出生后应按医嘱补充维生素K_1，预防出血。

（6）预防感染的护理
1）早产儿与足月患儿应分室居住，病室每日紫外线照射1～2次，每次30min。每月空气培养一次。
2）每日沐浴1次，脐带未脱落者，沐浴后，用2.5%碘酊和75%乙醇消毒局部皮肤，保持脐部皮肤清洁、干燥。
3）每日口腔护理1～2次。
4）制订严密的消毒隔离制度。

（7）密切观察病情。

第3节　新生儿窒息

一、概述　新生儿窒息是指胎儿娩出后1min，仅有心跳而无呼吸或未建立规律呼吸的缺氧状态，为新生儿死亡及伤残的主要原因之一。

二、病因

1. 孕母因素。
2. 胎盘和脐带因素。
3. 分娩因素。
4. 胎儿因素。

三、病理生理

窒息时各器官发生缺血缺氧性改变。最初时，为保证心、脑的血供，肺、肠、肾、肌肉和皮肤等处血流量减少。如缺氧继续，无氧代谢和酸中毒加重，不仅心、脑、肾等的血流量减少，出现功能损伤，其他已处于缺血情况下的器官则更易受到缺氧缺血的伤害。随着缺氧缺血程度的加重，脑供血不足致脑损伤发生。窒息缺氧引起PaO_2下降、pH降低及混合性酸中毒；糖代谢紊乱；高胆红素血症；发生稀释性低钠血症和低钙血症。

四、临床表现

1. **轻度窒息**　Apgar评分4～7分。全身皮肤青紫，呼吸表浅不规则，心率减慢，对外界刺激有反应，肌张力好，四肢稍屈。不及时处理可发展为重度窒息。

2. **重度窒息**　Apgar评分0～3分。新生儿皮肤苍白，无呼吸或呼吸微弱，心跳不规则，心率<80次/分且弱，对外界刺激无反应，肌肉松弛。不及时处理可致死亡（图4-2）。

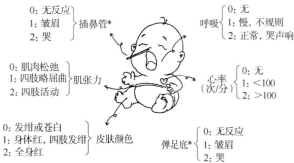

图 4-2　新生儿 Apgar 评分
*弹足底或插鼻管反应为同一计分项

五、辅助检查

血气分析（$PaCO_2$升高、PaO_2下降、pH下降）、血糖、血电解质等。

六、治疗要点

按A（清理呼吸道）、B（建立呼吸）、C（维持正常循环）、D（药物治疗）、E（评价）进行复苏。

七、主要护理诊断/问题

1. 自主呼吸障碍　与羊水、气道分泌物吸入导致低氧血症和高碳酸血症有关。
2. 体温过低　与缺氧及抢救时过分暴露有关。
3. 焦虑（家长）　与病情危重及预后不良有关。

★八、护理措施

1. **保暖**　在整个抢救过程中必须注意保暖，应在32～34℃的抢救床上进行抢救，胎儿出生后应立即揩干体表的羊水及血迹，以减少散热。

2. **配合医生按ABCED程序进行复苏**
   （1）A：清理呼吸道（15～30s完成，吸引时间不超过10s）
   　　1）保暖。
   　　2）复苏体位：维持新生儿头部轻度仰伸，呈鼻吸气位。
   　　3）用洗耳球或吸痰管吸出口、鼻腔、咽部的羊水和其他分泌物。
   （2）B：建立呼吸
   　　1）触觉刺激。
   　　2）正压通气：正压人工呼吸的频率是40～60次/分。
   　　3）气管插管、人工呼吸。
   （3）C：维持正常循环。气管插管正压通气30s后，或心率<80次/分或心搏骤停，应继续正压通气并行胸外按压。胸外按压用拇指法或双指法，按压胸骨体下1/3部位，深度为胸廓前后径的1/3，即胸廓按下1.5～2cm，频率为120次/分（包括90次按压和30次人工呼吸）。按压有效可摸到颈动脉和股动脉搏动。
   （4）D：药物治疗。建立有效的静脉通道，保证药物应用。
   （5）E：评价。复苏过程中随时对新生儿进行评价。

3. **复苏后护理**　复苏后至少监护3天。
4. **对母亲的护理**　提供情感支持。

第4节　新生儿缺氧缺血性脑病

一、概述　新生儿缺氧缺血性脑病是由于各种围生期因素引起的缺氧和脑血流量减少或暂停而导致胎儿和新生儿的脑损伤。是新生儿窒息后的严重并发症。

二、病因

1. 缺氧　围生期窒息、反复呼吸暂停、严重的呼吸系统疾病、右向左分流型先天性心脏病等。
2. 缺血　心脏停搏、严重的心动过缓、重度心力衰竭等。

三、病理生理　当发生缺氧缺血时，体内血液重新分布，以保证心、脑等重要器官的血供。随着缺氧缺血程度的加重，脑供血不足致脑损伤发生。病变的范围和分布与损伤时脑成熟度、缺氧缺血的严重程度及持续时间有关，可表现为脑水肿、神经元死亡及脑出血。

★四、临床表现

1. 轻度　表现为兴奋、易激惹，肌张力正常，呼吸平稳，拥抱反射活跃，吸吮反射正常，无惊厥。症状多在3天内逐渐消失，预后良好。
2. 中度　表现为嗜睡、反应迟钝等抑制状态，肌张力降低，前囟张力正常或稍高，吸吮反射和拥抱反射减弱，瞳孔缩小，对光反射迟钝等。出现惊厥。症状持续7～10天以上，可能有后遗症。
3. 重度　表现为意识不清、昏迷状态，肌张力低下，惊厥频繁，呼吸不规则或暂停，前囟张力明显增高，吸吮反射和拥抱反射消失，双侧瞳孔不等大、对光反射消失，甚至出现呼吸衰竭。重度患儿病死率高，存活者常留有后遗症。

常见的主要表现为意识改变及肌张力变化。

五、辅助检查

（1）血液检查：血清肌酸激酶同工酶（CK-MB）、神经元特异性烯醇化酶（NSE）等。
（2）脑电图。
（3）头颅B超及CT。

六、治疗要点

（1）支持疗法：吸氧，纠正酸中毒、低血糖等。
（2）控制惊厥：首选苯巴比妥钠。
（3）治疗脑水肿。

七、主要护理诊断/问题

1. 低效性呼吸型态　与中枢神经系统损害有关。
2. 营养失调：低于机体需要量。
3. 潜在并发症：颅内出血。

★八、护理措施

1. 保持呼吸道通畅。
2. 观察各项生命体征、神志、肌张力、前囟张力、瞳孔、尿量及窒息所致的各系统症状。
3. 合理喂养。
4. 病情稳定后进行必要的康复训练。

九、健康指导　向家长介绍疾病治疗及护理知识，指导家长康复训练。

第5节　新生儿颅内出血

一、概述　新生儿颅内出血是新生儿期常见的一种严重的脑损伤性疾病。主要是因缺氧或产伤引起，早产儿发病率较高，预后较差。

★二、病因

1. 缺氧　凡能引起缺氧的因素均可导致颅内出血的发生。以早产儿多见。
2. 产伤　以足月儿多见，因胎头过大、臀产、急产、产程过长、高位产钳、吸引器助产等，均可使胎儿头部受挤压而出血。
3. 其他　高渗液体输入过快、机械通气不当、血压波动过大、操作时对头部按压过重均可引起颅内出血。少数颅内出血者是由原发性出血性疾病或脑血管畸形引起。

三、**病理生理**　缺氧窒息时引发的低氧血症和高碳酸血症会引起脑血管扩张、出血。产伤是新生儿时期主要的外伤，由此引发的颅内出血多见于足月儿，如胎位不正、产程延长、吸引产、钳产等。其他原因还有不适当输入高渗溶液、机械通气不当、操作时头部按压过重、颅内压波动、凝血因子不足或患出血性疾病、先天性脑血管畸形等。

★四、临床表现

1. 颅内出血的症状、体征与出血部位及出血量有关，一般出生后1～2天出现。
2. 常有精神改变，如易激惹、过度兴奋或表情淡漠、嗜睡、昏迷等。
3. 眼部症状有凝视、斜视、眼球转动不灵活、眼震颤等。
4. 颅内压增高时，则有脑性尖叫、前囟隆起、惊厥等。
5. 呼吸系统可见呼吸频率或节律变化。
6. 患儿肌张力早期增高，以后减低。
7. 瞳孔大小不对称，对光反应差。

五、**辅助检查**

1. 脑脊液检查　急性期为均匀血性和皱缩红细胞，蛋白含量明显增高。
2. CT和B超　可提供出血部位和范围。

六、**治疗要点**　止血及对症处理、支持疗法、降低颅内压等。

七、**主要护理诊断/问题**

1. 潜在并发症：颅内压增高　与颅内出血有关。
2. 低效性呼吸型态　与中枢神经压迫有关。
3. 营养失调：低于机体需要量　与中枢神经系统受损有关。

★八、护理措施

（1）保持安静，减少噪声：护理操作要轻、稳、准，尽量减少对患儿的移动和刺激，避免因患儿的烦躁加重缺氧和出血。静脉穿刺最好选用留置针，减少反复穿刺。
（2）降温处理。
（3）喂养：不能进食者，应给予鼻饲。
（4）保持呼吸道通畅，预防窒息：患儿侧卧位或头偏向一侧。保持呼吸道通畅，备好吸痰用物，及时清除呼吸道分泌物，改善呼吸功能。
（5）15～30min巡视病房一次。严密观察并记录患儿生命体征、神志、瞳孔的变化，如有异常（脉搏减慢、呼吸节律不规则、瞳孔不等大等圆、对光反射减弱或消失）立即报告医生，做好抢救准备。
（6）遵医嘱用止血药、镇静药、脱水药，并观察用药后反应。

九、**健康指导**　向家长讲解颅内出血的严重性及可能出现的后遗症。

第6节　新生儿黄疸

一、**概述**　新生儿黄疸是新生儿时期由于胆红素在体内积聚，而引起巩膜、皮肤、黏膜、体液和其他组织被染成黄色的现象，可分为生理性黄疸和病理性黄疸两种。引起黄疸的原因多且复杂，病情轻重不一，重者可导致胆红素脑病（核黄疸），常引起严重后遗症。

★新生儿胆红素代谢特点：

1. 胆红素生成较多。

2. 转运胆红素的能力不足。

3. 肝功能未完善。

4. 肠肝循环的特性。

★二、病因

1. 感染性　①新生儿肝炎；②新生儿败血症、尿路感染等。

2. 非感染性　①新生儿溶血：ABO系统和Rh系统血型不合最为常见。ABO系统不合母亲多为O型，新生儿A型或B型多见。母亲为AB型或婴儿为O型均不发生。Rh血型不合主要发生在Rh阴性孕妇，Rh阳性胎儿，一般不会发生在母亲未输过血的第一胎，症状随胎次增重。②胆道闭锁：黄疸于出生后1~3周出现，并逐渐加重，皮肤呈黄绿色，尿色深黄，而大便转为灰白色。肝明显增大，质地硬，于3~4个月后发展为胆汁性肝硬化。③胎粪延迟排出。④母乳性黄疸：多于母乳喂养后4~5天出现黄疸，2~3周达高峰，停止喂母乳24~72h后胆红素开始下降。⑤遗传性疾病：如葡萄糖-6-磷酸脱氢酶（G-6-PD）缺乏症等。⑥药物性黄疸。⑦其他：低血糖、酸中毒等。

★★三、临床表现

1. 生理性黄疸　足月儿常于出生后2~3天开始，早产儿生理性黄疸可出现较晚。出生后4~5天达高峰，以后逐渐消退。血清胆红素足月儿一般不超过221μmol/L（12.9mg/dl），早产儿不超过257μmol/L（15mg/dl）。在此期间，患儿的体温、体重、食欲及大小便均正常。

2. 病理性黄疸　Rh溶血者常在出生后24h内出现黄疸并迅速加重；感染引起的黄疸程度重，发展快，血清胆红素迅速增高，或每日上升大于85μmol/L或每小时＞8.5μmol/L，且黄疸持续时间过长，黄疸退而复现。

生理性黄疸与病理性黄疸的区别见表4-1。

表4-1　生理性黄疸与病理性黄疸的区别

项目	生理性黄疸	病理性黄疸
出现时间	足月儿常于出生后2~3天开始，早产儿生理性黄疸可出现较晚	出现过早（出生后24h内），或在生理性黄疸的基础上加重
高峰时间	出生后4~5天	不一定
黄疸程度	轻	重
消退时间	10~14天，早产儿可延迟至3~4周后消退	足月儿超过2周，早产儿超过4周，或黄疸退而复现
血清胆红素	足月儿一般不超过221μmol/L（12.9mg/dl），早产儿不超过257μmol/L（15mg/dl）	程度重、发展快，或每日上升＞85μmol/L，或每小时＞8.5μmol/L
一般情况	良好	常有其他伴随症状

3. 胆红素脑病　当血清胆红素＞342μmol/L，可引起胆红素脑病。患儿出现精神反应差，食欲缺乏，拒乳，以后出现尖叫、凝视、角弓反张甚至抽搐等症状。

四、辅助检查

1. 血清总胆红素浓度。

2. 血红蛋白、血细胞比容、网织红细胞及抗人球蛋白试验等。

五、治疗要点

1. 对因治疗。

2. 退黄治疗。

六、主要护理诊断/问题　潜在并发症：胆红素脑病；发热、腹泻、皮疹等。

七、护理措施

（1）密切观察病情：皮肤颜色、生命体征、排泄情况。

（2）尽早开始喂养，促进胎粪排出。

★（3）采用光照疗法时按光疗护理。

（4）遵医嘱用药。

八、健康指导　解释病因及预防方法，指导后遗症康复及护理。

第 7 节　新生儿寒冷损伤综合征

一、概述　新生儿寒冷损伤综合征简称新生儿冷伤，主要由受寒冷引起，其临床特征是低体温和多器官功能损伤，严重者出现皮肤硬肿，此时又称新生儿硬肿症。

★二、病因

1. 寒冷、早产、低体重、感染和窒息可能是其致病因素。

2. 新生儿期，体温调节中枢发育不完善，皮下脂肪层薄，易散热。

3. 体内棕色脂肪少，产热较少。

4. 皮下脂肪中的饱和脂肪酸含量大，其熔点高，寒冷时易凝固。

5. 当机体受到缺氧、寒冷、喂养不足或感染等因素刺激时，易导致本病的发生。

三、病理生理　低体温及皮肤硬肿，可使局部血液循环淤滞，引起缺氧和代谢性酸中毒，导致皮肤毛细血管壁通透性增加，出现水肿。如低体温持续存在或硬肿面积扩大，缺氧和代谢性酸中毒加重，引起多器官功能损害。

★★四、临床表现

1. 全身表现为食欲差或拒乳、反应差、哭声低、心音低钝、心率减慢、尿少、体温常低于35℃，重症患儿低于30℃。

2. 局部表现为皮肤发凉、硬肿，颜色暗红，不易捏起，按之如硬橡皮。

3. 硬肿发生顺序一般为小腿→大腿外侧→下肢→臀部→面颊→上肢→全身。

4. 严重者可导致休克、肺出血、心力衰竭、弥散性血管内凝血（DIC）及急性肾衰竭等多脏器损害而危及生命。

五、辅助检查　血常规检查、动脉血气分析、血电解质、血小板计数、凝血时间及纤维蛋白原测定等。

六、治疗要点　复温是关键，辅以支持、对症等治疗。

七、主要护理诊断/问题

1. 体温过低。

2. 皮肤完整性受损的危险。

3. 营养失调。

4. 潜在并发症：弥散性血管内凝血。

八、护理措施

★★（1）复温：循序渐进、逐步复温。复温是护理低体温儿的关键措施。

1）如肛温＞30℃，腋-肛温差为正值的轻、中度硬肿的足月儿可放入预热至30℃的温箱中，根据体温恢复的情况逐渐调整到30～34℃，6～12h可恢复正常体温。

2）如肛温＜30℃，腋-肛温差为负值的重度患儿，先将患儿置于比体温高1～2℃的温箱中开始复温，并逐步提高温箱的温度，每小时升高1～1.5℃（箱温不超过34℃），于12～24h体温达到正常。

（2）合理喂养：提供足够能量与水分，保证供给。

（3）预防感染的护理。

（4）病情观察：监测体温，监测心率、呼吸及硬肿情况，发现问题及时与医生取得联系。备好抢救药物和设备。

九、健康指导　介绍有关知识。

第8节　新生儿脐炎

一、**概述**　新生儿脐炎是指断脐残端被细菌入侵所引起的急性炎症。常见致病菌为金黄色葡萄球菌，其次为大肠埃希菌、铜绿假单胞菌、溶血性链球菌等。

二、**病因**　多由断脐时或出生后处理不当而引起细菌感染。

三、**临床表现**

1. 轻者脐部与周围皮肤轻度发红，可有少量浆液。体温及食欲均正常。

2. 重者脐部及周围皮肤明显红肿发硬，脓性分泌物增多并带有臭味；可向周围皮肤或组织扩散引起腹壁蜂窝织炎、腹膜炎、败血症等。

四、**辅助检查**　血常规：重症者白细胞增高，脐部分泌物培养阳性（必须有脐炎表现）。

五、**治疗要点**　清除局部感染灶，选用适宜抗生素，对症治疗。

六、**主要护理诊断/问题**

1. 潜在并发症：败血症、脑膜炎等。

2. 皮肤完整性受损的危险　与脐部损伤有关。

★**七、护理措施**

1. 彻底清除感染伤口，从脐根部由内向外环形彻底清洗消毒。轻者可用安尔碘或0.5%聚维酮碘及75%乙醇，每日2～3次；重者遵医嘱。

2. 洗澡完毕，用消毒干棉签吸干脐窝中的水，并用75%乙醇消毒，保持局部干燥。

3. 观察脐带有无潮湿、渗液或脓性分泌物，炎症明显者可外用抗生素或遵医嘱用药。

八、**健康指导**　保持皮肤清洁、干燥，接触患儿前要洗手，污染物品要按医疗废物处理，防止污染。

第9节　新生儿败血症

一、**概述**　新生儿败血症是指新生儿时期致病菌侵入血液循环并在血液中生长繁殖、产生毒素而造成的全身感染。其发病率及病死率较高。未成熟儿多见。

★**二、病因**

1. 新生儿免疫系统功能不完善。

2. 皮肤黏膜屏障保护功能差。

3. 未愈合的脐部常是细菌侵入的门户。

4. 血液中补体少，白细胞在应激状态下杀菌力下降，T细胞对特异性抗原反应差，细菌一旦侵入易导致全身感染。

5. 常见葡萄球菌感染。

★**三、临床表现**

1. 产前、产时感染一般在出生3天内发病，产后感染多在出生3天以后发病。

2. 表现特点是无特征性。

3. 早期表现为精神欠佳、哭声减弱、体温异常等，转而发展为精神萎靡、嗜睡、拒乳、不哭、不动。

4. 未成熟儿则表现为体温低于正常，出现病理性黄疸并随着病情进展而加深，严重者可有惊厥、昏迷、出血、休克、呼吸异常等。

四、辅助检查

1. 血常规。

2. 细菌培养。

五、治疗要点

1. 选用敏感的抗菌药物，早期、静脉、联合、足疗程用药。

2. 处理局部病灶，对症、支持治疗。

六、主要护理诊断/问题

1. 体温调节无效　与感染有关。

2. 皮肤完整性受损　与局部感染有关。

3. 营养失调：低于机体需要量　与摄入不足有关。

七、护理措施

（1）保护性隔离。

★★（2）维持体温的护理：当体温过高时，可通过调节环境温度，打开包被等物理方法或多喂水来降低体温。但新生儿不宜用药物、乙醇擦浴、冷盐水灌肠等刺激性强的降温方法，否则易出现体温不升。体温不升时，及时给予保暖措施，降温后30min复测体温一次并记录。

（3）保证营养供给。

（4）保证抗生素有效进入体内。

（5）严密观察病情变化：每4h监测体温、心率、呼吸、血压一次，如出现面色发灰、哭声低弱、尖叫、呕吐频繁等症状时，及时报告医生，做好抢救准备。

八、健康指导　介绍有关知识。

第10节　新生儿低血糖症

一、概述　全血血糖＜2.2mmol/L（40mg/dl）应诊断为新生儿低血糖，而不考虑出生体重、胎龄和日龄。

二、病因

1. 暂时性低血糖　①葡萄糖储存不足，主要见于早产儿、窒息缺氧、败血症、小于胎龄儿、先天性心脏病等。②葡萄糖利用增加，多见于患有糖尿病母亲的婴儿、Rh溶血病等。

2. 持续性低血糖　常见于胰岛细胞瘤、先天性垂体功能不全、遗传代谢病等。

三、临床表现　大多无临床症状。少数可出现如喂养困难、淡漠、嗜睡、青紫、哭声异常、颤抖、震颤、易激惹、肌张力减低，甚至惊厥、呼吸暂停等非特异性表现。在静脉注射葡萄糖后上述症状消失、血糖恢复正常者，称症状性低血糖。

四、辅助检查

（1）血糖测定：高危儿应在出生后4h内反复监测血糖；以后每4h复查一次，直至血糖浓度稳定。

（2）持续性低血糖者，测血胰岛素、胰高血糖素、生长激素等。

五、治疗要点　保持血糖稳定，防止低血糖发生。无症状低血糖者，可口服葡萄糖，无效则改为静脉注射；有症状低血糖者，应静脉注射葡萄糖。

六、主要护理诊断/问题

1. 潜在并发症：惊厥。

2. 营养失调：低于机体需要量。

七、护理措施

1. 定期监测血糖。
2. 无症状能进食者，可先进食。
3. 静脉输入葡萄糖时，需定期检测血糖变化，及时调整输液速度，保证血糖浓度稳定。
4. 密切观察病情变化。

八、健康指导　向家长解释病因与预后，让家长了解低血糖发生时的表现，定期复查。

第11节　新生儿低钙血症

一、概述　低钙血症是指血清总钙低于1.8mmol/L（7mg/dl）或血清游离钙低于0.9mmol/L（3.5mg/dl）。

二、病因

1. 早期低血钙　出生后72h内发生。常见于早产儿，小样儿，感染、窒息等新生儿。
2. 晚期低血钙　出生后72h以后发生。常见于人工牛乳喂养的足月儿、母体甲状旁腺功能亢进、先天性永久性甲状旁腺功能不全等。

三、临床表现　症状多出现在出生后5～10天，轻重不一。主要是神经、肌肉兴奋性增高，表现为烦躁不安、肌肉抽动及震颤，可见惊跳、手足搐搦，常伴有不同程度的呼吸改变，心率增快和青紫等，严重时呼吸暂停、喉痉挛等。发作间期一般情况良好。

★四、辅助检查　血清总钙＜1.8mmol/L（7mg/dl）或血清游离钙＜0.9mmol/L（3.5mg/dl）。

五、治疗要点　针对病因静脉或口服补充钙剂及抗惊厥治疗。

六、主要护理诊断/问题　有窒息的危险　与血清钙降低、喉痉挛有关。

七、护理措施

1. 迅速提高血清总钙水平，降低神经、肌肉的兴奋性。如患儿发生惊厥，遵医嘱稀释后静脉缓慢注射或滴注稀释的10%葡萄糖酸钙。如心率低于80次/分，应暂停注射。
2. 尽量选择粗直、避开关节、易于固定的静脉。保证钙剂完全进入血管。一旦发生药液外渗，应立即停止注射，给予25%～50%硫酸镁局部湿敷，以免造成组织坏死。
3. 口服氯化钙应先稀释，较小婴儿服用此药一般不宜超过1周。
4. 提倡母乳喂养。
5. 严密观察病情变化。

八、健康指导　向家长解释病因及预后，鼓励母乳喂养，合理搭配营养素，坚持户外活动。

要点回顾

1. 简述如何协助医生对窒息新生儿进行复苏？
2. 光照疗法的目的是什么？光疗前应对患儿做好哪些准备？
3. 如何对新生儿寒冷损伤综合征患儿进行复温？

●○ 模拟试题栏——识破命题思路，提升应试能力 ○●

一、专业实务

A₁型题

1. 关于生理性黄疸描述不正确的是
  A. 出生后2～3天开始出现黄疸
  B. 表现为食欲下降，哭声低弱
  C. 一般7～14天自然消退
  D. 早产儿可延迟3周消退
  E. 血清胆红素浓度＜205.2μmol/L

2. 为降低胆红素，防止或减轻胆红素脑病，最常用的物理方法是

A. 清蛋白静脉滴注　　B. 激素口服

C. 苯巴比妥口服　　D. 换血疗法

E. 蓝光治疗

3. 新生儿体温调节的特点不包括

A. 皮下脂肪少，易散热

B. 体温调节功能差

C. 体表面积小，散热少

D. 棕色脂肪产热

E. 能通过出汗散热

4. 新生儿生理性体重下降的幅度为

A. 大于出生体重的5%

B. 小于出生体重的10%

C. 大于出生体重的10%

D. 小于出生体重的15%

E. 小于出生体重的20%

5. 早产儿容易发生出血的原因之一是缺乏

A. 维生素A　　　　B. 维生素B

C. 维生素C　　　　D. 维生素D

E. 维生素K

6. 下列因素中与发生硬肿症无关的是

A. 棕色脂肪少

B. 体表面积相对较大

C. 寒冷

D. 皮下脂肪中饱和脂肪酸含量大

E. 免疫功能低下

7. 光照疗法的目的是

A. 降低血清胆红素

B. 降低血清未结合胆红素

C. 降低血清结合胆红素

D. 减少血红细胞破坏

E. 降低血清尿素氮

8. 引起新生儿颅内出血的主要原因为

A. 血清胆红素浓度增高

B. 感染

C. 缺氧或产伤

D. 寒冷损伤

E. 过期产儿

9. 能通过胎盘转移给胎儿的母体免疫球蛋白是

A. IgM　　　B. IgG　　　C. IgE

D. IgA　　　E. IgD

10. 正常新生儿首次排胎粪的时间为

A. 出生后6h内　　　B. 出生后8h内

C. 出生后12h内　　D. 出生后16h内

E. 出生后24h内

11. 正常新生儿首次排小便的时间为

A. 出生后6h内　　　B. 出生后8h内

C. 出生后12h内　　D. 出生后24h内

E. 出生后48h内

12. 新生儿赵宝，日龄4天，出生体重3100g，目前体重2880g，妈妈很担心孩子的体重会继续下降，护士向妈妈解释孩子的体重将恢复正常，下列解释正确的是

A. 1天内恢复正常　　B. 7天内恢复正常

C. 10天内恢复正常　D. 2周内恢复正常

E. 3周内恢复正常

A₂型题

13. 小可，女，胎龄37周。出生体重2600g，身长47cm，体检检查均正常。该婴儿属于

A. 足月儿　　　　　B. 早产儿

C. 过期产儿　　　　D. 足月小样儿

E. 极低出生体重儿

14. 正常足月新生儿，男，出生后检查身体，以下检查结果不符合的是

A. 皮肤红润，胎毛少

B. 乳晕明显，有结节

C. 耳壳软骨发育好

D. 足底光滑纹理少

E. 指甲长过指端

15. 小春，女，正常足月新生儿，41周出生，生后体检，其最可能的心率为

A. 100～120次/分　B. 120～140次/分

C. 120～150次/分　D. 140～150次/分

E. 140～160次/分

16. 秋秋，男，足月新生儿，39周出生，生后体检，其最可能的呼吸频率为

A. 30～35次/分　　B. 35～40次/分

C. 40～45次/分　　D. 45～50次/分

E. 50～55次/分

17. 真真，女，足月新生儿。出生后第6天出现阴道流出少量血液，这是因为

A. 阴道黏膜炎症　　B. 阴道腺体未成熟

C. 产道感染　　　　D. 细菌感染

E. 受母体雌激素的影响而出现的假月经

18. 强强，男，足月新生儿。出生后第5天出现双侧乳房肿大，正确的处理是

A. 送儿科急诊

B. 挤压乳房，观察是否有分泌物

C. 抗感染治疗

D. 双侧冷敷

E. 不予处理

19. 小琴，女，5天，正常足月新生儿。出生后进行常规检查，以下不应存在的神经反射是

A. 腹壁反射　　　　　B. 吸吮反射

C. 握持反射　　　　　D. 觅食反射

E. 拥抱反射

20. 小丁，男，胎龄31周，出生体重1230g。母亲患有妊娠合并高血压。关于小丁的新生儿分类，以下判断不正确的是

A. 高危儿　　　　　　B. 低出生体重儿

C. 早产儿　　　　　　D. 极低出生体重儿

E. 超低出生体重儿

21. 宁宁，男，33周早产出生。以下对其外观特点描述不正确的是

A. 阴囊多皱襞、颜色深

B. 四肢肌张力低下

C. 皮肤红嫩，胎毛多

D. 指甲未达指端

E. 耳舟不清楚

22. 立立，男，30周早产出生。出生后因进行性呼吸困难被确诊为新生儿呼吸窘迫综合征（新生儿肺透明膜病）。发生该病的最常见原因是

A. 早产所致呼吸中枢发育不完善

B. 缺氧

C. 早产所致缺乏肺表面活性物质

D. 窒息

E. 低血糖

23. 明明，2日龄，出生后18h出现黄疸，诊断为新生儿溶血。明明与其母亲的血型最有可能是以下的

A. 母亲A型，新生儿O型

B. 母亲B型，新生儿O型

C. 母亲AB型，新生儿O型

D. 母亲AB型，新生儿A型

E. 母亲O型，新生儿A型

24. 晓晓，女，孕39周出生。出生时羊水Ⅱ度混浊。出生后不能自主呼吸，诊断为新生儿窒息，对其治疗抢救最首要的措施是

A. 吸氧　　　　　　　B. 抗感染

C. 保暖　　　　　　　D. 输血

E. 清理呼吸道

25. 患儿，男，冬季足月钳产出生，出生时羊水清。出生后2天出现哭闹、烦躁，体检发现前囟隆起、颅骨骨缝增宽，考虑为"新生儿颅内出血"。

其最可能的原因是

A. 缺氧　　　　　　　B. 感染

C. 产伤　　　　　　　D. 酸中毒

E. 寒冷

26. 某足月新生儿出生后4周一直母乳喂养。满月时回院体检发现有黄疸被收入院，询问其家长，述曾给新生儿服用"黄连水"，不清楚何时出现黄疸。以下情况不考虑的是

A. 母乳性黄疸　　　　B. 感染性黄疸

C. 生理性黄疸　　　　D. 胆道闭锁

E. 药物性黄疸

27. 小星，女，早产儿，日龄4天。出生后第2天出现皮肤黄染，精神尚可，食欲正常。目前最适合的退黄治疗是

A. 换血疗法　　　　　B. 光照疗法

C. 药物退黄　　　　　D. 抗感染治疗

E. 输血及吸氧

28. 聪聪，三胞胎之一，32周出生，出生时有轻度窒息。经抢救后呼吸平稳，心率正常。为了解其是否存在新生儿缺氧缺血性脑病，以下检查最有意义的是

A. 脑电图　　　　　　B. 血常规

C. 脑脊液　　　　　　D. 头部X线

E. 头颅CT

29. 患儿，男，早产出生，出生时羊水清。出生后3天出现嗜睡、反应差，2h前出现惊厥1次。体检发现肌张力增高，初步考虑为新生儿颅内出血。其脑脊液检查有可能出现以下表现，除外

A. 蛋白含量增高　　　B. 压力增高

C. 脓性外观　　　　　D. 均匀血性

E. 可见皱缩红细胞

30. 小飞，男，胎龄35周，夏季顺产出生，出生后母乳喂养。出生后5天护士发现其小腿外侧皮肤出现发硬变肿，局部皮温低。诊断为新生儿寒冷损伤综合征，其最可能的原因是

A. 寒冷　　　　　　　B. 低血糖

C. 感染　　　　　　　D. 早产

E. 窒息

31. 患儿，女，4天。母乳喂养。出生第3天喝奶量明显减少，第4天皮肤出现黄染而就诊。体检发现脐部红肿，有脓性分泌物，诊断为新生儿脐炎。局部皮肤可用的消毒药物是

A. 30%乙醇　　　　　B. 95%乙醇

C. 30%过氧化氢　　　D. 0.5%聚维酮碘

E. 0.1%苯扎溴铵

32. 某新生儿，足月顺产。出生后10天出现黄疸并进行性加重。查体：体温38℃，全身皮肤重度黄染，脐部可见脓性分泌物，诊断为新生儿败血症。其最常见的病原菌是
    A. 厌氧菌
    B. 葡萄球菌
    C. 大肠埃希菌
    D. 溶血性链球菌
    E. 肺炎球菌

33. 患儿，男，33周早产儿，出生后哭声异常，肢体抖动，实验室检查：血糖1.6mmol/L，诊断为新生儿低血糖。该患儿患病的主要病因是
    A. 足月儿
    B. 巨大儿
    C. 早产儿
    D. 低体重儿
    E. 过期产儿

34. 患儿，男，32周早产出生，出生后人工喂养。出生后第5天出现烦躁不安，肌肉抽动。考虑可能存在新生儿低钙血症。此时测血清总钙应当是
    A. ＜0.9mmol/L
    B. ＜1.8mmol/L
    C. ＜2.0mmol/L
    D. ＜2.6mmol/L
    E. ＜3.0mmol/L

A₃/A₄型题

（35～37题共用题干）

豆豆，女，胎龄33周，日龄3天。出生体重为2200g。心率120次/分，呼吸佳，四肢能活动，全身皮肤红润。其余均正常。

35. 根据体重分类，该患儿属于
    A. 低出生体重儿
    B. 正常出生体重儿
    C. 极低出生体重儿
    D. 高出生体重儿
    E. 巨大儿

36. 与该患儿外观特征不符的内容是
    A. 皮肤薄嫩，胎毛多
    B. 头发细如绒毛
    C. 耳郭不清楚
    D. 乳房无结节
    E. 足底布满纹路

37. 该患儿的护理措施中下列错误的一项是
    A. 与足月儿分开，实施保护性隔离
    B. 晨间护理时室温调到27～28℃，相对湿度55%～65%
    C. 给予合适的体位，常采取侧卧位
    D. 喂养时首选早产儿配方乳
    E. 密切观察患儿病情，及时报告医生

（38～40题共用题干）

足月新生儿，出生后1min，心率80次/分，呼吸弱而不规则，全身皮肤青紫，四肢肌张力松弛，喉反射消失。

38. 此时的Apgar评分为
    A. 0分
    B. 1分
    C. 2分
    D. 3分
    E. 4分

39. 该患儿为
    A. 正常新生儿
    B. 轻度窒息
    C. 青紫窒息
    D. 重度窒息
    E. 急性窒息

40. 首要的抢救措施是
    A. 清理呼吸道
    B. 人工呼吸
    C. 心外按压
    D. 给氧
    E. 输血

（41～43题共用题干）

患儿，男，胎龄40周。因产程延长急行剖宫产出生，出生体重4.5kg，出生后出现惊厥，怀疑新生儿缺氧缺血性脑病。

41. 患儿患病的主要原因是
    A. 早产儿
    B. 围生期窒息
    C. 巨大儿
    D. 呼吸系统发育不全
    E. 循环系统疾病

42. 为控制惊厥，首选的药物是
    A. 水合氯醛
    B. 地西泮
    C. 吗啡
    D. 苯妥英钠
    E. 苯巴比妥

43. 如患儿出现严重的脑水肿，治疗首选药物是
    A. 呋塞米
    B. 10%低分子右旋糖酐
    C. 甘露醇
    D. 50%葡萄糖
    E. 地塞米松

（44～46题共用题干）

患儿，女，出生后10天，早产儿，母乳喂养。目前体重3.0kg。

44. 该患儿室内温度应保持在
    A. 18～22℃
    B. 20～22℃
    C. 22～24℃
    D. 24～26℃
    E. 26～28℃

45. 患儿喂养后应取
    A. 右侧卧位
    B. 左侧卧位
    C. 平卧位
    D. 俯卧位
    E. 半坐位

46. 对其进行脐部消毒应使用
    A. 0.1%苯扎溴铵
    B. 75%乙醇
    C. 95%乙醇
    D. 0.5%聚维酮碘
    E. 3%过氧化氢

（47～50题共用题干）

患儿，女，孕39周出生，出生体重3.2kg。母乳喂养。患儿出生后6天，反应差，食欲不佳，下肢出现硬肿，体温33℃，腋-肛温差为正值。初步诊断为新生儿硬肿症。目前体重3.5kg。

47. 该患儿属于
    A. 正常足月儿   B. 早产儿
    C. 过期产儿   D. 巨大儿
    E. 低出生体重儿

48. 该患儿室内温度应保持在
    A. 18～22℃   B. 20～22℃
    C. 22～24℃   D. 24～26℃
    E. 26～28℃

49. 患儿目前体重仅较出生时增加0.3kg，这可能是
    A. 母乳营养不够
    B. 生理性体重下降
    C. 感染导致消耗增加
    D. 母乳摄入不足
    E. 疾病影响食欲

50. 患儿患新生儿硬肿症的最常见原因是
    A. 窒息   B. 酸中毒
    C. 早产   D. 寒冷
    E. 低血糖

二、实践能力

A₁型题

51. 新生儿颅内出血不适宜的措施是
    A. 保持安静，尽量避免惊扰
    B. 早期使用甘露醇以降低颅内压
    C. 烦躁不安、惊厥时可用镇静剂
    D. 可使用维生素K_1以控制出血
    E. 神经细胞营养药

52. 新生儿寒冷损伤综合征复温的原则是
    A. 逐步升温，循序渐进
    B. 供给足够液量，帮助复温
    C. 立即升温，使体温迅速达正常
    D. 立即放入34℃温箱，逐步升温
    E. 保证体温每小时升高1℃

53. 新生儿败血症的典型表现是
    A. 高热   B. 血白细胞总数增高
    C. 皮肤有感染灶   D. 黄疸、肝脾大
    E. 无特征性

54. 新生儿颅内出血的早期症状是
    A. 烦躁不安   B. 呼吸急促
    C. 面颊青紫   D. 不吃不哭

E. 神经反射消失

55. 新生儿败血症最常见的并发症是
    A. 化脓性脑膜炎   B. 肝脓肿
    C. 肾小球肾炎   D. 肺炎
    E. 脑脓肿

56. 新生儿窒息抢救时，进行胸外按压的深度为
    A. 1.5～2cm   B. 2～3cm
    C. 3～4cm   D. 4～5cm
    E. 5～6cm

57. 新生儿缺氧缺血性脑病的主要表现是
    A. 眼部症状
    B. 意识改变及肌张力变化
    C. 颅内压增高
    D. 呼吸系统表现
    E. 心率改变

58. 颅内出血常见于
    A. 新生儿   B. 足月儿
    C. 巨大儿   D. 早产儿
    E. 低体重儿

59. 足月儿生理性黄疸持续时间应小于
    A. 6周   B. 5周   C. 4周
    D. 3周   E. 2周

60. 治疗新生儿低钙血症注射葡萄糖酸钙时，应注意监测
    A. 瞳孔   B. 血压   C. 呼吸
    D. 心率   E. 意识

A₂型题

61. 患儿，女，足月顺产，5天。现母乳喂养，拟出院。家长询问小儿室内应保持的温度。护士正确的告知是
    A. 18～22℃   B. 20～22℃
    C. 22～24℃   D. 24～26℃
    E. 26～28℃

62. 患儿，女，为未成熟儿。进行护理时，下列措施错误的是
    A. 母乳喂养
    B. 注意保暖，防止烫伤
    C. 保持呼吸道通畅，以防窒息
    D. 持续高浓度氧气吸入，维持有效呼吸
    E. 严格执行消毒隔离制度，防止交叉感染

63. 患儿，男，早产儿。对其首要的护理措施是
    A. 保暖   B. 合理喂养
    C. 预防感染   D. 密切观察病情
    E. 健康教育

64. 强强，男，足月产，日龄4天。出生后第3天被发现乳腺肿大。应采取的护理措施是
    A. 立即汇报医生，及时诊疗
    B. 将内容物挤出，以免病情恶化
    C. 按医嘱预防性使用抗生素
    D. 对患儿进行消毒
    E. 无须处理，并告知家长正确认识

65. 早产儿，出生后3天，食欲差，哭声低，体温34.5℃，下肢出现硬肿，皮肤发凉，心音低钝，心率100次/分。其首优护理诊断为
    A. 营养失调　　　　B. 体温过低
    C. 有感染的危险　　D. 有窒息的危险
    E. 有出血的危险

66. 胎龄35周早产儿，出生体重1600g，无青紫，合理的喂养措施是
    A. 出生后0.5h喂奶
    B. 出生后0.5h喂10%糖水2ml/kg
    C. 出生后2～4h喂10%糖水2ml/kg
    D. 出生后2～4h喂奶
    E. 出生后8h喂10%糖水2ml/kg

67. 患儿出生后6天，反应差，哭声低，下肢出现硬肿，体温33℃。腋-肛温差为正值，放置患儿的温箱温度应调节预热到
    A. 25℃　　　B. 28℃　　　C. 30℃
    D. 35℃　　　E. 38℃

68. 患儿，女，足月顺产，母乳喂养。出生后第3天，面部皮肤发黄，精神尚佳，食欲好，体温36.7℃。血白细胞$12×10^9$/L，中性粒细胞55%，血清胆红素144μmol/L。最有可能的诊断是
    A. 新生儿肝炎　　　B. 新生儿溶血
    C. 母乳性黄疸　　　D. 胆道闭锁
    E. 生理性黄疸

69. 明明，男，足月新生儿，臀位产，出生后24h突发惊厥，烦躁不安。查体：体温37℃，前囟饱满，双眼凝视，肌张力高，四肢抽搐，心率140次/分。肺部体征阴性。血常规正常。该患儿最可能的诊断为
    A. 新生儿手足搐搦症
    B. 新生儿颅内出血
    C. 新生儿化脓性脑膜炎
    D. 新生儿败血症
    E. 新生儿破伤风

70. 男婴，出生后12h出现皮肤、黏膜及巩膜黄染，精神差，查血清胆红素255μmol/L。最有可能的诊断是
    A. 新生儿肝炎　　　B. 新生儿溶血
    C. 母乳性黄疸　　　D. 胆道闭锁
    E. 生理性黄疸

71. 护士欲为一足月新生儿进行沐浴，此时应调节室温为
    A. 26℃以上　　　B. 27℃以上
    C. 28℃以上　　　D. 29℃以上
    E. 30℃以上

72. 患儿，出生后8天，孕8个月早产。出生后第3天出现黄染，第7天最重。精神和吃奶正常。血白细胞$12×10^9$/L，中性粒细胞40%。血清谷丙转氨酶30U/L，总胆红素165μmol/L，患儿血型A型，母亲血型AB型。最可能的诊断是
    A. 新生儿肝炎　　　B. 新生儿败血症
    C. 新生儿溶血症　　D. 生理性黄疸
    E. 先天性胆道闭锁

73. 灵灵，出生后8天，足月顺产。近2天来皮肤黄染、反应差、不吃奶。查体：体温不升，面色发灰，脐部少量脓性分泌物。血白细胞$20×10^9$/L，中性粒细胞65%。最可能的诊断是
    A. 新生儿溶血症　　B. 新生儿败血症
    C. 新生儿肝炎　　　D. 新生儿硬肿症
    E. 先天性胆道闭锁

74. 足月新生儿，出生后6天，出生后第3天出现皮肤黄染，无发热，精神状态好，心肺（-），脐（-），血清胆红素154μmol/L。正确的处理为
    A. 光照疗法　　　B. 给予苯巴比妥
    C. 输白蛋白　　　D. 应用抗生素
    E. 暂不需要治疗

75. 足月新生儿，女，出生后1天，出生时有产钳助产史，出生后4h发现患儿两眼凝视，偶有尖叫。查体：心肺无异常，拥抱反射减弱，前囟紧张，诊断为新生儿颅内出血。主要的护理诊断是
    A. 营养失调
    B. 皮肤完整性受损的危险
    C. 清理呼吸道无效
    D. 潜在并发症：颅内压增高
    E. 感染的危险

76. 患儿，女，39周剖宫产出生。出生后自然啼哭、哭声响，心率120次/分，全身皮肤红润，四肢略屈曲。对其进行Apgar评分正确的是
    A. 10分　　　B. 9分　　　C. 8分
    D. 7分　　　E. 6分

77. 患儿，男，足月顺产，出生后3天出现皮肤黄染，欲对其进行光照疗法。光疗前应做的准备不包括以下的
    A. 用乙醇对光疗箱进行消毒
    B. 预热光疗箱
    C. 用黑布遮盖小儿双眼
    D. 更换尿布
    E. 检查光疗箱的光管

78. 患儿，男，10天，出生后诊断为颅内出血，经治疗后病情好转，留有后遗症，出院时作为护士的你应重点指导家长
    A. 测量血压的方法
    B. 测量体重、身长、头围的方法
    C. 服用铁剂预防贫血的方法和注意事项
    D. 补充叶酸、维生素B_{12}的方法
    E. 进行功能训练和智力开发的意义及方法

79. 足月新生儿，出生后3天确诊为重度新生儿硬肿症。复温的要求是
    A. 迅速复温
    B. 4～8h体温恢复正常
    C. 6～12h体温恢复正常
    D. 12～24h体温恢复正常
    E. 24～48h体温恢复正常

80. 患儿，男，因确诊新生儿低血糖输注葡萄糖，此时应重点注意
    A. 给予高糖饮食
    B. 给予高蛋白饮食
    C. 监测血糖变化
    D. 注意保暖
    E. 防止昏迷

81. 3日龄男婴，因出现惊跳、手足搐搦诊断为新生儿低钙血症。其主要的护理问题是
    A. 营养失调
    B. 潜在并发症：颅内压增高
    C. 体温过低
    D. 有受伤的危险
    E. 有窒息的危险

82. 足月新生儿，女，出生1天。对其提供的护理不正确的是
    A. 观察记录排便时间
    B. 监测体温，评价保暖情况
    C. 鼓励母乳喂养
    D. 出生后2h进行沐浴
    E. 观察呼吸和面色

83. 安安，足月顺产，对其进行皮肤护理，以下不正确的是
    A. 大便后用温水清洁臀部
    B. 每次喂奶后更换尿布
    C. 每日做脐部护理
    D. 保持脐带干燥
    E. 尿布必须包裹整个臀部

84. 患儿，男，出生时无呼吸，诊断为重度窒息。经抢救后有微弱呼吸，心率120次/分。此时最主要的护理问题是
    A. 气体交换受损
    B. 清理呼吸道无效
    C. 低效型呼吸型态
    D. 营养失调
    E. 功能性肢体活动障碍

85. 患儿，男，足月顺产，自家急产出生。出生第2天出现食欲减退，皮肤黄染。入院检查：体温38.4℃，脐部周围皮肤红肿，诊断为新生儿脐炎。目前最主要的护理诊断是
    A. 体温过高
    B. 潜在并发症：败血症
    C. 有感染的危险
    D. 营养失调
    E. 知识缺乏

A_3/A_4型题

（86～88题共用题干）

珍珍，女，胎龄32周，刚娩出。心率120次/分，呼吸佳，四肢能活动，刺激喉部反应明显，全身皮肤红润。

86. 该小儿按Apgar评分可评为
    A. 10分
    B. 9分
    C. 8分
    D. 7分
    E. 6分

87. 为预防患儿感染护理措施中最重要的是
    A. 工作人员衣着清洁
    B. 强化洗手意识
    C. 诊疗用具严格消毒
    D. 定期健康检查
    E. 早产儿室空气净化

88. 欲将该早产儿置于温箱，温箱的箱温调节要求是根据其
    A. 体温和皮肤红润度
    B. 吸吮和吞咽能力
    C. 呼吸频率和心率
    D. 出生日龄及体重
    E. 肌张力和神经反射

（89～91题共用题干）

玲玲，女，胎龄32周。出生后2天出现纳差、少动、嗜睡。经检查后发现皮肤出现硬肿，测肛温29.8℃。诊断为新生儿寒冷损伤综合征。

89. 该患儿最先发生硬肿的部位可能是
　　A. 上肢　　　　　　B. 面颊部
　　C. 臀部　　　　　　D. 躯干部
　　E. 小腿或大腿外侧

90. 新生儿硬肿症患儿皮肤受累部位的特点是
　　A. 暂时性水肿　　　B. 按之似硬橡皮样
　　C. 局限性水肿　　　D. 皮肤易捏起
　　E. 按之有热痛感

91. 下列护理措施正确的是
　　A. 将患儿放入34℃温箱复温
　　B. 6h内将患儿体温恢复至正常
　　C. 60℃热水袋保暖
　　D. 放入比肛温高1～2℃的温箱中复温
　　E. 每小时提温2℃

（92～94题共用题干）

患儿，女，足月顺产。出生后第3天，面部皮肤发黄，精神尚可，食欲略减退，体温36.7℃。第6天全身皮肤重度黄染，脐部可见脓性分泌物。测血白细胞$15×10^9$/L，中性粒细胞75%，血清胆红素263μmol/L。

92. 该患儿最可能的病情是
　　A. 新生儿生理性黄疸
　　B. 新生儿病理性黄疸
　　C. 新生儿败血症
　　D. 新生儿胆红素脑病
　　E. 新生儿颅内出血

93. 针对该患儿护理措施中下列错误的一项是
　　A. 加强保暖
　　B. 按医嘱进行光照疗法
　　C. 合理喂养
　　D. 密切观察病情
　　E. 尽早静脉滴注糖皮质激素

94. 患儿出生后第4天，皮肤、巩膜明显黄染，嗜睡，吸吮反射减弱，肌张力降低，拥抱反射消失，血清胆红素升至428μmol/L。此时最可能发生的情况是
　　A. 新生儿胆红素脑病早期
　　B. 新生儿颅内出血早期

　　C. 新生儿胆红素脑病痉愈期
　　D. 新生儿败血症
　　E. 新生儿低血糖

（95～97题共用题干）

患儿，女，3天。孕32周早产出生，母亲孕期患妊娠糖尿病。出生后人工喂养，吸吮力弱。1天前患儿出现食欲减退，四肢细微震颤，肌张力减低。今晨出现精神淡漠，喂养困难，偶有呼吸暂停。

95. 此时最有可能出现的是
　　A. 新生儿低钙血症
　　B. 新生儿肺透明膜病
　　C. 新生儿低血糖
　　D. 新生儿颅内出血
　　E. 新生儿缺氧缺血性脑病

96. 为确诊本病，最有必要的检查是
　　A. 测血糖　　　　　B. 测血钙
　　C. 头颅CT　　　　 D. X线胸片
　　E. 血培养

97. 最重要的护理措施是
　　A. 吸氧　　　　　　B. 迅速提高血清总钙水平
　　C. 镇静、止惊　　　D. 监测血糖，防止低血糖
　　E. 减少对患儿的刺激

（98～100题共用题干）

患儿，女，3天。足月顺产，出生后母乳喂养。出生后第2天起出现皮肤黄染，并进行性加重。同时患儿出现反应差、食欲下降。体检：口唇苍白，全身皮肤重度黄染，肝肋下5cm处可及，质软。查血常规示红细胞$130×10^{12}$/L，血清总胆红素257μmol/L，未结合胆红素246μmol/L。

98. 此时最有可能是发生了
　　A. 新生儿败血症　　B. 新生儿溶血症
　　C. 新生儿肝炎　　　D. 新生儿出血症
　　E. 母乳性黄疸

99. 目前最主要的护理问题是
　　A. 皮肤完整性受损　B. 有体温改变的危险
　　C. 营养失调　　　　D. 有感染的危险
　　E. 潜在并发症：胆红素脑病

100. 为防止黄疸加重，以下处理不恰当的是
　　A. 换血疗法　　　　B. 光照疗法
　　C. 高浓度给氧　　　D. 静脉滴注白蛋白
　　E. 口服苯巴比妥

（吴岸晶）

第5章 营养性疾病患儿的护理

考点提纲栏——提炼教材精华，突显高频考点

第1节 营 养 不 良

一、概述 营养不良是由于能量和（或）蛋白质缺乏引起的一种慢性营养缺乏症。临床表现为体重下降、皮下脂肪减少或消失、皮下水肿，常伴有各器官不同程度的功能紊乱。多见于3岁以下的婴幼儿。

二、病因

- ★（1）长期摄入不足：喂养不当是主要原因。
- （2）消化吸收障碍。
- （3）需要量增多。
- （4）代谢消耗量过大。

三、病理生理

- 1. 蛋白质摄入不足或消耗导致血白蛋白下降、低蛋白性水肿。
- 2. 糖原不足或消耗过多导致低血糖。
- 3. 脂肪大量消耗导致血清胆固醇下降、脂肪肝。
- 4. 全身总液量增多导致细胞外液呈低渗状态，易出现低渗性脱水、酸中毒等。
- 5. 全身各系统功能低下。

四、临床表现

- ★（1）体重减轻：最初表现是体重不增，继之体重下降。
- ★（2）皮下脂肪逐渐减少或消失：顺序是腹部→躯干→臀部→四肢→面部。
- （3）重者体温低于正常、皮肤干燥、肌肉萎缩、脉搏减慢等。
- （4）并发症：最常见的是营养性贫血，其次为多种维生素和微量元素缺乏，重者可并发自发性低血糖。
- （5）婴幼儿不同程度营养不良的临床表现见表5-1。

表5-1 婴幼儿不同程度营养不良的临床表现

项目	轻度（Ⅰ度）	中度（Ⅱ度）	重度（Ⅲ度）
体重低于正常均值	15%～25%	25%～40%	40%以上
腹部皮下脂肪厚度	0.8～0.4cm	<0.4cm	消失
消瘦	不明显	明显	皮包骨样
身长（高）	正常	低于正常	明显低于正常
皮肤	正常或稍苍白	皮肤干燥、苍白	干皱、苍白、无弹性
肌张力	正常	明显降低、肌肉松弛	肌张力低下、肌肉萎缩
精神状态	正常	烦躁不安	萎靡、烦躁与抑制交替

五、辅助检查

- ★1. 血清白蛋白浓度降低是最突出的表现。
- ★2. 胰岛素样生长因子1（IGF-1）水平下降是早期诊断蛋白质-热能营养不良的可靠指标。

3. 多种血清酶活性、血糖、血浆胆固醇、维生素及微量元素降低。

4. 生长激素分泌增多。

六、治疗要点

（1）调整饮食及补充营养物质。

（2）祛除病因：治疗原发病、控制继发感染。

（3）促进和改善消化功能。

（4）治疗并发症。

锦囊妙"记"

营养不良表现和治疗

厌食乏力低体重，皮皱肌松神萎靡。

脂肪减少免疫低，常见贫血维A缺。

蛋白热量合理给，微量元素维生素。

酶制剂来助消化，预防感染时刻记。

七、主要护理诊断/问题

★1. 营养失调：低于机体需要量　与能量和（或）蛋白质长期摄入不足、吸收障碍及需要、消耗增加有关。

2. 有感染的危险　与机体抵抗力低下有关。

★3. 潜在并发症：营养性贫血、低血糖。

4. 知识缺乏　与家长缺乏营养知识和小儿喂养知识有关。

八、护理措施

（1）饮食管理

　1）原则为循序渐进，逐渐补充。

　2）能量供给

　　A. 轻度营养不良患儿：在基本维持原膳食的基础上，每日供给热量250～330kJ/kg（60～80kcal/kg），逐渐递增。

　　B. 中、重度营养不良患儿：能量供给由低到高，逐步增加。每日167～250kJ/kg（40～60kcal/kg）开始，逐步由少量增加到每日502～628kJ/kg（120～150kcal/kg）。待体重接近正常后，再逐渐恢复至正常能量的供应。

　3）食物选择的原则

　　A. 适合患儿的消化能力：轻度营养不良患儿从牛奶开始，中、重度营养不良患儿则从稀释奶或脱脂奶过渡到全奶，然后才给有肉末的辅食。

　　B. 符合营养需要：给高蛋白、高能量、高维生素的饮食并适当补充铁剂。

（2）帮助消化、改善食欲

　1）给予各种消化酶（胃蛋白酶、胰酶等）和B族维生素口服以助消化。

　2）给予蛋白同化类固醇制剂如苯丙酸诺龙肌内注射以促进机体对蛋白质的合成和增进食欲。

（3）预防感染。

（4）观察病情

　1）患儿清晨易发生低血糖而出现面色苍白、出汗、肢冷、脉搏缓慢、血压下降、呼吸暂停等，立即静脉注射25%葡萄糖溶液进行抢救。

　2）维生素A缺乏引起眼干燥症的患儿可用0.9%氯化钠溶液湿润角膜及涂抗生素眼膏，口服或注射维生素A制剂。

　3）腹泻、呕吐的患儿易发生酸中毒。

　4）定期测量体重、身高及皮下脂肪的厚度以判断疗效。

（5）促进生长发育。

九、健康指导

1. 向家长解释造成营养不良的原因，指导科学的喂养方法。

2. 指导合理安排生活作息制度，坚持户外活动。

3. 进行生长发育监测，防治感染，按时预防接种。

4. 及时手术治疗患儿的先天畸形。

第2节　维生素D缺乏性佝偻病

一、概述　维生素D缺乏性佝偻病是因小儿体内维生素D缺乏而导致钙、磷代谢失常，临床以骨骼病变为特征的一种全身慢性营养性疾病。多见于2岁以内的婴幼儿，是我国儿童保健重点防治的"四病"之一。

二、病因

★（1）日光照射不足：是主要病因。体内维生素D主要来源是皮肤中的7-脱氢胆固醇经紫外线照射生成。小儿户外活动少，尤其是北方冬季易发。

（2）摄入不足：天然食物中含维生素D少，不及时添加鱼肝油或户外活动少则易患佝偻病。

（3）需要量增加：早产儿因体内储存不足、生长速度快，极易发生佝偻病。

（4）疾病影响：肝、胆和胃肠道疾病影响维生素D的代谢和钙、磷的吸收利用。

（5）药物影响：长期服用抗惊厥药物可使维生素D失活致病，糖皮质激素可对抗维生素D对钙的转运。

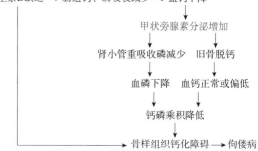

三、发病机制
维生素D缺乏性佝偻病的发病机制见图5-1。

图5-1　维生素D缺乏性佝偻病发病机制示意图

四、临床表现

1. **初期**　多见于3个月左右，主要表现为神经、精神症状，如易烦躁、激惹、多汗（与室温无关）、夜惊等，头部可出现"枕秃"。

2. **激期**

（1）神经、精神症状。

★（2）骨骼改变

1）头部：颅骨软化见于3～6个月，是最早出现的体征，重者轻压有乒乓球样感觉；方颅或鞍形颅见于7～8个月；前囟增宽及延迟闭合，出牙延迟。

2）胸部：胸廓畸形多见于1岁左右，肋骨串珠以第7～10肋最明显；肋骨软化形成郝氏沟或肋膈沟；胸骨突出形成鸡胸或漏斗胸。

3）四肢：佝偻病"手镯"或"脚镯"见于6个月以上；O形腿或X形腿见于1岁以上（图5-2）。

4）其他：脊柱可出现后凸或侧弯，重者可出现扁平骨盆。

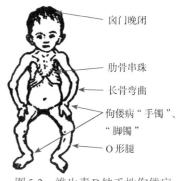

图5-2　维生素D缺乏性佝偻病患儿的典型表现

（3）运动功能发育迟缓：肌张力减低，韧带松弛，头颈软弱无力，运动发育落后，腹部膨隆如"蛙状"腹。

（4）神经、精神发育迟缓：患儿表情淡漠、条件反射形成缓慢、免疫功能低下。

3. **恢复期**　经适当治疗后，临床症状、实验室检查逐渐好转或接近正常。

4. **后遗症期**　临床症状消失，仅遗留骨骼畸形，多见于3岁以上。

五、辅助检查
血生化检查和X线检查见表5-2。

表5-2　佝偻病各期的血生化和X线改变

项目	初期	激期	恢复期	后遗症期
血钙	正常或稍低	稍降低	渐正常	正常
血磷	降低	明显降低	渐正常	正常
钙磷乘积（mg/dl）	稍低（30～40）	<30	渐正常	正常
碱性磷酸酶	正常或增高	明显增高	下降，4～6周正常	正常
骨X线检查	无明显骨骼改变	骨骺端临时钙化带消失，呈毛刷样、杯口状改变，骨密度减低，可有★骨干弯曲或青枝骨折	治疗2～3周后显示临时钙化带重新出现并致密增厚，骨密度增加，逐渐恢复正常	仅见骨骼畸形

六、治疗要点

1. 激期
   - （1）合理喂养，多晒太阳。
   - （2）口服维生素D制剂，每日50～100μg（2000～4000U）或1, 25-(OH)₂D₃（骨化三醇）0.5～2.0μg，1个月后改为维生素D预防量，每日10μg（400U）。
   - （3）重症及不能口服者可一次肌内注射维生素D₃15万～30万U，3个月后口服预防量。
   - （4）3个月以内或有手足搐搦症病史的婴儿，在肌内注射维生素D前2～3天至注射初2～3周均需口服钙剂，防止低钙抽搐。

2. 恢复期　夏季多晒太阳，冬季每日口服预防量。

3. 后遗症期　加强锻炼，骨骼畸形者采用主动或被动运动矫正，严重者外科手术矫治。

七、主要护理诊断/问题

- ★1. 营养失调：低于机体需要量　与维生素D摄入不足和日光照射不足有关。
- 2. 有感染的危险　与机体免疫功能低下有关。
- 3. 潜在并发症：骨骼畸形、骨折、维生素D中毒。
- 4. 知识缺乏　与家长缺乏佝偻病的预防和护理知识有关。

八、护理措施

- ★1. 增加户外活动　直接接受阳光照射，平均每日户外活动应在1h以上。
- 2. 补充维生素D
  - （1）提倡母乳喂养，及时添加辅食。
  - （2）维生素D制剂治疗时要防止维生素D过量，如过量立即停服维生素D。
- 3. 预防骨骼畸形和骨折
  - （1）衣着宽松、柔软，避免长时间坐、站立及过早训练走路。
  - （2）护理操作要轻柔，避免重压和大力牵拉。
- 4. 预防交叉感染　多晒太阳，保证营养，提高抵抗力，传染病流行季节做好个人防护。
- 5. 加强锻炼
  - （1）胸部畸形者可让小儿做俯卧位抬头展胸运动。
  - （2）O形腿者可按摩外侧肌群，X形腿者可按摩内侧肌群。

九、健康指导

1. 宣传母乳喂养，按时添加辅食，加强户外活动。
2. ★ 足月儿出生2周后每日口服维生素D 400U，早产儿出生后1～2周每日口服维生素D 800U，3个月后改为每日口服400U。不能坚持口服者可肌内注射维生素D₃10万～20万U。
3. 以指导和示范的方式教会家长对小儿户外活动、日光浴、口服维生素D和按摩肌肉矫正骨骼畸形的方法。

第3节　维生素D缺乏性手足搐搦症

一、概述　维生素D缺乏性手足搐搦症是由于维生素D缺乏，血中钙离子浓度降低导致神经肌肉兴奋性增高，出现惊厥、喉痉挛、手足抽搐等症状。多见于6个月以内的婴儿。

二、病因

1. 维生素D缺乏致钙吸收减少，当血清总钙低于1.75～1.88mmol/L（7.0～7.5mg/dl）或血清钙离子浓度低于1.0mmol/L（4mg/dl）时出现症状。直接病因是血钙降低，根本病因是维生素D缺乏。
2. 甲状旁腺素分泌不足使骨钙不能入血导致血钙继续降低。
3. 阳光照射增加或大量维生素D治疗使大量钙沉积于骨致血钙降低。
4. 感染、发热、饥饿时组织细胞分解释放磷致血磷增加。

三、发病机制　维生素D缺乏→肠道钙、磷吸收减少→血钙减低→甲状旁腺素分泌不足→骨钙不游离→血钙进一步下降→手足搐搦症。

四、临床表现

- ★（1）惊厥：最常见，多见于小婴儿，发作时两眼上翻、四肢和面肌抽动、意识不清，停止后意识恢复，精神萎靡入睡，醒后活泼如常。

★（2）手足搐搦：是本病特有的表现，多见于较大的婴儿和幼儿，手足痉挛呈弓状，状似"助产士手""芭蕾舞足"。

（3）喉痉挛：最严重，婴儿多见。喉部肌肉及声门突发痉挛致呼吸困难，严重者可窒息死亡。

（4）隐性体征：面神经征、腓反射、低钙束臂征（陶瑟征）。

五、辅助检查 血清总钙低于1.75～1.88mmol/L（7.0～7.5mg/dl）或血清总钙离子浓度低于1.0mmol/L（4mg/dl），血磷正常或偏高。

六、治疗要点

1.急救处理
- （1）原则：首先控制惊厥，然后补充钙剂，最后补充维生素D制剂。
- （2）保证呼吸道通畅、吸氧。
- （3）控制惊厥与喉痉挛：地西泮每次0.1～0.3mg/kg，肌内注射或静脉注射，或10%水合氯醛每次40～50mg/kg，保留灌肠。

2.补充钙剂
- ★（1）10%葡萄糖酸钙溶液5～10ml用10%葡萄糖溶液稀释1～3倍后缓慢静脉注射（10min以上）或静脉滴注，惊厥反复发作可每日重复使用1～2次。
- （2）发作停止后将10%氯化钙溶液5～10ml用糖水稀释3～5倍后口服，每日3次，连服3～5天后改服10%葡萄糖酸钙溶液，避免高氯性酸中毒。

3.维生素D治疗 症状控制后补充维生素D，使钙磷代谢恢复正常。

七、主要护理诊断/问题

★1.有窒息的危险 与惊厥、喉痉挛发作有关。

2.营养失调：低于机体需要量 与维生素D缺乏有关。

3.潜在并发症：惊厥发作。

4.知识缺乏 与家长缺乏维生素D缺乏性手足搐搦症的预防和护理知识有关。

八、护理措施

★（1）防止窒息：就地抢救，清除口鼻分泌物，避免吸入窒息，已出牙的小儿在上下切牙间放置牙垫避免舌咬伤，必要时行气管插管或气管切开。

（2）控制惊厥：用镇静剂、钙剂，钙剂需缓慢静脉注射，以避免呕吐甚至心搏骤停，钙剂外渗可造成局部坏死。

（3）多晒太阳，补充维生素D。

九、健康指导

1.向患儿家长介绍本病的病因和预后，减轻家长心理压力，取得配合。

2.指导家长给小儿多晒太阳，合理喂养，按医嘱补充维生素D和钙剂。

3.教会家长患儿惊厥发作时的正确处理方法，如将患儿平卧，松开衣领，头侧清除口鼻分泌物，颈部伸直，头后仰，保持呼吸道通畅等，同时呼叫医护人员。

锦囊妙"记"

维生素D缺乏性手足搐搦症

神清无热面肌痉，

鸡爪样抽日数次。

清除口鼻分泌物，

呼吸通畅是关键。

镇静解痉补充钙，

还要记得补维D。

要点回顾

1.营养不良的病因有哪些？营养不良皮下脂肪逐渐减少或消失的顺序是什么？

2.营养不良患儿的饮食管理原则是什么？能量如何供给？食物选择原则有哪些？

3.维生素D缺乏性佝偻病的病因是什么？佝偻病骨骼改变有哪些？

4.如何为维生素D缺乏性佝偻病的患儿及家长进行健康指导？

5.维生素D缺乏性手足搐搦症患儿惊厥发作时如何急救处理？

○ 模拟试题栏——识破命题思路，提升应试能力 ○

一、专业实务

A₁型题

1. 下列属于小儿所特有营养需要的是
    A. 基础代谢需要　　B. 食物的特殊动力作用
    C. 生长发育所需　　D. 活动所需
    E. 排泄丢失

2. 母乳中的钙磷比为
    A. 2 : 1　　　B. 1 : 4　　　C. 1 : 6
    D. 1 : 1　　　E. 1 : 2

3. 小儿喂养中，若供给糖的比例过少，机体会氧化脂肪产能。此时，机体最可能出现的病理生理改变是
    A. 脱水　　B. 水中毒　　C. 氮质血症
    D. 碱中毒　　E. 酸中毒

4. 防止溢乳的方法是
    A. 每次喂奶量不能过多
    B. 喂乳后立即卧床休息
    C. 喂乳后抱起婴儿轻拍背，使吞咽的空气排出
    D. 喂乳前，先令婴儿休息片刻
    E. 喂乳期间避免哭叫

5. 下列不属于母乳喂养特点的是
    A. 营养丰富　　　B. 增强婴儿免疫力
    C. 促进婴儿脑发育　　D. 喂哺方便
    E. 促进母亲恢复排卵

6. 下列表现中属于中度营养不良的是
    A. 体重减轻40%以上 B. 全身皮下脂肪消失
    C. 肌张力正常　　　D. 烦躁与抑制交替
    E. 肌肉松弛

7. 营养不良最常见的原因是
    A. 先天不足　　　B. 疾病影响
    C. 长期腹泻　　　D. 喂养不当
    E. 长期发热

8. 营养不良患儿皮下脂肪最后减少的部位是
    A. 面颊　　B. 腹部　　C. 躯干
    D. 臀部　　E. 四肢

9. 维生素D缺乏性佝偻病的最主要病因是
    A. 日光照射不足
    B. 维生素D摄入不足
    C. 食物中钙含量过低
    D. 未及时添加鱼肝油
    E. 婴儿生长过速，维生素D需要量增加

10. 维生素D缺乏性佝偻病患儿出现鸡胸的年龄是

    A. 3～6个月　　　B. 7～8个月
    C. 9～10个月　　　D. 1岁左右
    E. 12～18个月

11. 母乳喂养儿患佝偻病较牛奶喂养儿少的原因是母乳中
    A. 含维生素D多　　B. 钙磷比例适宜
    C. 含钙多　　　　D. 含磷多
    E. 营养丰富

12. 当发生手足搐搦症时，说明其钙离子浓度已低于
    A. 3.0mmol/L　　　B. 4.0mmol/L
    C. 1.0mmol/L　　　D. 2.0mmol/L
    E. 1.88mmol/L

A₂型题

13. 患儿，男，7个月，有低热、咳嗽，惊厥2次，发作后意识清晰，查体：枕部压之有乒乓球感，肺部可闻及少量湿啰音。患儿发生惊厥的原因是
    A. 上呼吸道感染　　B. 癫痫
    C. 支气管肺炎　　　D. 手足搐搦症
    E. 低血糖

14. 患儿，男，7个月，患佝偻病，医嘱：鱼肝油6滴，每日1次，取药时，护士杯中放少量温开水的目的是
    A. 有利于吞服
    B. 减少药物毒性
    C. 减轻对口腔黏膜的刺激
    D. 减少药量损失
    E. 便于洗刷药杯

A₃/A₄型题

（15～17题共用题干）

患儿，女，12个月，体重6.5kg，身长69cm，精神萎靡，皮肤弹性差，腹部皮下脂肪消失，肌肉松弛。

15. 该患儿可能出现的情况是
    A. 轻度营养不良　　B. 中度营养不良
    C. 重度营养不良　　D. 中度脱水
    E. 营养不良性贫血

16. 某日清晨该患儿起床后突然大汗、面色灰白、体温下降、神志不清、脉搏减慢。此时最可能发生的是
    A. 过敏　　B. 休克　　C. 脱水
    D. 脑水肿　　E. 低血糖

17. 对其进行的急救处理应该是

A. 快速静脉注射生理盐水

B. 快速静脉注射25%葡萄糖溶液

C. 缓慢静脉注射25%葡萄糖溶液

D. 缓慢静脉注射20%甘露醇

E. 立即给予糖水口服

（18～19题共用题干）

患儿，男，9个月，因睡眠不安、多汗、易惊来院就诊。体检可见明显方颅、肋骨串珠，诊断为佝偻病活动期。

18. 该患儿最合适的治疗方法是

A. 大剂量维生素D

B. 大剂量钙剂

C. 先用维生素D后用钙剂

D. 先用钙剂后用维生素D

E. 在使用维生素D的同时适当补充钙剂

19. 对患儿母亲进行护理指导时，下列描述中不妥的是

A. 合理喂养，及时添加辅食

B. 多抱患儿到外面晒太阳

C. 按医嘱给服鱼肝油

D. 多给患儿进行站立等运动锻炼

E. 密切观察病情变化

二、实践能力

A₁型题

20. 营养不良患儿最早出现的表现是

A. 皮下脂肪减少　　B. 体重不增

C. 消瘦　　　　　　D. 肌肉松弛

E. 运动和智能发育落后

21. 以下是维生素D缺乏性佝偻病骨样组织堆积的表现的是

A. 颅骨乒乓球感　　B. 肋缘外翻

C. 鸡胸　　　　　　D. O形腿

E. "手镯"征

22. 下列关于维生素D缺乏性佝偻病的骨骼改变的描述中，不正确的是

A. 颅骨软化多见于3～6个月婴儿

B. 腕踝畸形多见于6个月以上婴儿

C. 出生后10～12个月后出现方颅

D. 1岁左右出现肋膈沟

E. 1岁半后前囟仍未闭合

23. 维生素D缺乏性佝偻病的特征性病变的部位是

A. 骨骼　　B. 肌肉　　C. 血液

D. 大脑　　E. 皮肤

24. 维生素D缺乏性手足搐搦症患儿易发生喉痉挛的阶段是

A. 新生儿　　　　　B. 2岁以下小儿

C. 幼儿　　　　　　D. 学龄前儿童

E. 学龄儿童

A₂型题

25. 患儿，男，10个月。有多汗、夜惊表现，体检可见方颅，前囟大，肋骨呈串珠状，血钙磷降低，碱性磷酸酶升高，该患儿最可能为

A. 维生素D缺乏性佝偻病初期

B. 维生素D缺乏性佝偻病中期

C. 维生素D缺乏性佝偻病激期

D. 维生素D缺乏性佝偻病恢复期

E. 维生素D缺乏性佝偻病后遗症期

26. 某2周早产婴儿的家长前来咨询预防佝偻病的知识，在指导家长服用维生素D剂量时，你应当建议的口服预防剂量是

A. 800U/D　　　　　B. 2000U/D

C. 4000U/D　　　　 D. 8000U/D

E. 400U/D

27. 足月儿，出生后3天，护士在进行出院宣教时，指导家长为患儿口服维生素D，正确的开始给药时间应在

A. 出生后1周　　　　B. 出生后2周

C. 出生后3周　　　　D. 出生后1个月

E. 出生后2个月

28. 足月新生儿，出生后2周。为预防维生素D缺乏性佝偻病的发生，应建议每日口服维生素D的剂量是

A. 200U　　　　B. 400U　　　　C. 1000U

D. 1500U　　　 E. 2000U

A₃/A₄型题

（29～31题共用题干）

患儿，男，1岁1个月，人工喂养，平时多汗、烦躁易惊。查体有枕秃、方颅、鸡胸，血钙磷乘积＜30mg/dl，碱性磷酸酶增高。X线检查：临时钙化带消失。临床诊断为维生素D缺乏性佝偻病。

29. 该患儿的临床分期为

A. 初期　　　　　　B. 激期

C. 恢复期　　　　　D. 后遗症期

E. 缓解期

30. 下列关于该患儿的护理措施的描述，不妥的是

A. 护理动作要轻柔

B. 应多晒太阳

C. 多添加富含维生素D的食物

D. 遵医嘱肌内注射维生素D30万U

E. 尽快加强站、立、行训练以促进运动发育

31. 对患儿家长进行的健康指导下列描述中不妥的是
    A. 让患儿多晒太阳
    B. 介绍佝偻病的病因及预防方法
    C. 供给富含维生素D及钙的饮食
    D. 让患儿多做俯卧位抬头展胸运动
    E. 肌内注射维生素D后，应立即用预防量的维生素D

（32～33题共用题干）

患儿，女，8个月，1天前突然出现高热惊厥，反复发作4次，体格检查可见方颅、枕秃，实验室检查：血清钙1.7mmol/L，母孕期未补充鱼肝油。考虑为维生素D缺乏性手足搐搦症。

32. 该患儿惊厥最主要的护理问题是
    A. 有外伤的危险
    B. 营养失调：低于机体需要量
    C. 有感染的危险
    D. 知识缺乏
    E. 窒息

33. 入院后患儿再次出现惊厥，此时对该患儿正确的护理措施是
    A. 将患儿抱起急送抢救室
    B. 补钙→止痉→维生素D
    C. 松解衣领，保持气道通畅
    D. 针刺人中穴止惊
    E. 将患儿平放并大声呼唤患儿

（吴岸晶　时　会）

第6章 消化系统疾病患儿的护理

考点提纲栏——提炼教材精华，突显高频考点

第1节 儿童消化系统解剖生理特点

一、口腔
1. 足月新生儿出生后具有较好的吸吮和吞咽功能。
2. 新生儿口腔黏膜干燥，血管丰富，容易受损伤和发生局部感染。
3. 3个月以下婴儿唾液中淀粉酶含量低，不宜喂淀粉类食物。
4. 3～4个月时唾液分泌逐渐增多，5～6个月时更显著，常出现生理性流涎。

二、食管和胃
食管下端括约肌发育不成熟，婴儿胃呈水平位、贲门括约肌松弛、幽门括约肌发育良好，加上吸奶时常吞咽过多空气，易发生溢乳和胃食管反流。

三、肠
1. 儿童肠系膜相对较长而且活动度大，易发生肠套叠和肠扭转。
2. 肠乳糖酶活性低，易发生乳糖吸收不良。

四、肝脏
婴儿期胆汁分泌较少，对脂肪的消化、吸收功能差。

五、健康小儿粪便
1. 纯母乳喂养儿粪便呈黄色或金黄色，不臭，有酸味，每日排便2～4次。
2. 人工喂养儿粪便呈淡黄色或灰黄色，较稠，量多，较臭，每日1～2次。
3. 混合喂养儿粪便与单纯人工喂养儿相似，较软，黄色，每日1～2次。

> **要点回顾**
> 1. 婴儿常发生溢乳的原因是什么？
> 2. 婴儿在几月龄易出现生理性流涎？

第2节 口 炎

一、概述
各类口炎的病因、临床特点、治疗要点见表6-1。

表6-1 各类口炎的病因、临床特点及治疗要点

项目	疱疹性口炎	溃疡性口炎	鹅口疮
病原体	单纯疱疹病毒	链球菌、金黄色葡萄球菌、肺炎链球菌	白念珠菌
临床表现	口腔黏膜出现散在或成簇的小疱疹、破溃成溃疡，上面覆盖黄白色纤维素性渗出物，局部疼痛、流涎，颌下淋巴结肿大，伴发热，体温可达38～40℃	口腔黏膜充血、水肿，继而形成浅溃疡，表面形成灰白色假膜，易拭去，局部疼痛、流涎，颌下淋巴结肿大，伴发热，体温可达39～40℃	口腔黏膜出现白色乳凝块样物，不易擦去，不痛、不流涎，无全身症状
局部清洗液	3%过氧化氢溶液	3%过氧化氢溶液	2%碳酸氢钠溶液
局部涂药	西瓜霜、碘苷滴眼液、2.5%～5%金霉素鱼肝油		10万～20万U/ml制霉菌素鱼肝油混悬溶液

二、护理要点

（1）保持口腔清洁
- 1）鼓励患儿多饮水以清洁口腔。
- 2）用3%过氧化氢溶液或0.1%依沙吖啶溶液清洗溃疡面。
- 3）鹅口疮可用2%碳酸氢钠溶液清洗，以餐后1h清洗为宜。

（2）饮食护理：以温凉流质为宜，避免摄入刺激性食物。

（3）减轻疼痛：对疼痛较重者可按医嘱在进食前局部涂2%利多卡因溶液。

（4）涂药方法：清洗口腔，将纱布或干棉球垫于颊黏膜腮腺管口或舌系带两侧，用干棉球吸干后，涂药并嘱患儿闭口10min，取出纱布或棉球，嘱勿立即漱口、饮水或进食。

> **要点回顾**
> 1. 鹅口疮的病原体是什么？
> 2. 疱疹性口炎使用的局部清洗液是什么？

第3节 婴幼儿腹泻

一、概述 腹泻病是由多病原、多因素引起以大便次数增多，大便性状改变为特点的消化道综合征。6个月至2岁婴幼儿发病率高。

二、病因

1. 易感因素　婴幼儿消化系统发育不完善，儿童生长发育快，胃肠道防御能力较差，肠道菌群失调，人工喂养儿不能从母乳中获得SIgA等成分。

2. 常见原因
- （1）感染因素
  - 1）肠道内感染：轮状病毒感染多发生于秋冬季，致病性大肠埃希菌感染多发生于夏季。
  - 2）肠道外感染：如肺炎等疾病，可由于发热及病原体毒素作用而导致腹泻。
- （2）非感染因素：主要由于饮食不当引起食饵性腹泻、过敏性腹泻；乳糖酶、双糖酶缺乏或气候突然变化等因素所致腹泻。

三、分类

1. 根据病程　急性腹泻（病程在2周以内）、迁延性腹泻（病程在2周至2个月）、慢性腹泻（病程在2个月以上）。

2. 根据病情
- （1）轻型腹泻：多由饮食因素或肠道外感染所致，无脱水及中毒症状。
- （2）重型腹泻：多由肠道内感染引起，除有较重的肠道症状以外，还有明显的脱水、电解质酸碱平衡紊乱和（或）全身中毒症状。

四、临床表现

1. 胃肠道症状　食欲缺乏，呕吐，大便次数增多、性状改变。
2. 全身中毒症状　发热、精神萎靡或烦躁不安、意识模糊甚至昏迷等。
3. 水、电解质和酸、碱平衡紊乱表现　主要表现为脱水、代谢性酸中毒、低钾血症、低钙血症和低镁血症。
4. 不同病因所致腹泻的临床特点　见表6-2。

表6-2　不同病因所致腹泻的临床特点

病因	大便特点
轮状病毒	黄色水样或蛋花汤样，无腥臭味
侵袭性大肠埃希菌	大便呈黏液脓血便，有腥臭味
出血性大肠埃希菌	由黄色水样后转为血水便，有特殊臭味
金黄色葡萄球菌	暗绿色似海水样，含黏液和假膜
空肠弯曲菌	脓血便
真菌	稀黄，泡沫较多，可见豆腐渣样细块
生理性腹泻	除大便次数增多外，无其他症状，添加辅食后，大便逐渐转为正常

五、辅助检查

1. 粪便检查。
2. 血生化检查。

六、治疗要点

1. 调整饮食　强调继续进食。

2. 预防和纠正水、电解质和酸碱平衡紊乱
- （1）口服补液：口服补液盐（ORS液），配方为氯化钠2.6g，枸橼酸钠2.9g，氯化钾1.5g，葡萄糖13.5g加水到1000ml配制而成。一般用于轻、中度脱水无明显呕吐者，新生儿和有明显呕吐、腹胀、心肾功能不全等患儿不宜采用。
- （2）静脉补液：用于中度以上脱水、吐泻或腹胀的患儿。

七、护理措施

（1）调整饮食
- 1）呕吐严重者给予禁食4～6h（不禁饮）。
- 2）母乳喂养者，继续哺乳，暂停辅食。
- 3）人工喂养者，给予稀释的牛奶或其他代乳品。
- 4）饮食调整原则为由少到多，由稀到稠，逐渐过渡到正常饮食。

（2）维持皮肤完整性
- 1）选用清洁、柔软的尿布，避免使用塑料布包裹，勤更换。
- 2）每次便后用温水清洗臀部并用柔软的毛巾轻轻吸干，可涂护臀膏等预防尿布皮炎。

（3）尿布皮炎的护理
- 1）在季节或室温条件允许的情况下，尽量暴露臀部皮肤，保持皮肤干燥。
- 2）用红外线灯或鹅颈灯局部烘照，每日2次，每次15～20min，灯距离臀部35～45cm，并由专人看护，以防烫伤。
- 3）涂抹药膏应使用棉签在皮肤上轻轻滚动涂药，不可上下刷抹。

（4）做好消毒隔离，防止交叉感染。

> **要点回顾**
>
> 1. 生理性腹泻的临床特点是什么？
> 2. 小儿秋冬季腹泻以感染哪类病毒最常见？

第4节　液体疗法

一、儿童体液平衡的特点

1. 儿童年龄越小，间质液所占的比例越高。
2. 儿童体液的电解质成分大致与成人相似。
3. 儿童年龄越小，需水量相对越多。
4. 儿童不显性失水是成人的2倍，较成人更易发生脱水。

二、水、电解质和酸碱平衡紊乱

（1）由于呕吐、腹泻和摄入量不足，会导致不同程度的脱水。脱水的分度见表6-3，小儿腹泻脱水症状及体征见图6-1。

表6-3　脱水的分度

项目	轻度	中度	重度
精神	稍差	烦躁或萎靡	表情淡漠、昏睡或昏迷
皮肤	干、弹性可	干、弹性差	干、弹性极差
前囟、眼窝	稍凹	明显凹	极凹，眼闭不合
黏膜	稍干	干燥	干裂
眼泪	少	明显减少	无
尿量	稍减	明显减少	极少或无
末梢循环	正常	四肢稍凉	四肢厥冷
心率	正常	快	快、弱
血压	正常	正常或稍低	血压下降
体重减少	＜5%	5%～10%	＞10%

1. 脱水

（2）由于水和电解质丢失的比例不同而导致不同性质的脱水，以等渗性脱水最多见（表6-4）。

表6-4 不同性质脱水的临床特点

项目	等渗性	低渗性	高渗性
血钠（mmol/L）	130～150	＜130	＞150
口渴	明显	不明显	极明显
皮肤弹性	稍差	极差	尚可
血压	下降	明显下降	正常/稍低
神志	萎靡	嗜睡/昏迷	烦躁/惊厥

（标注"1. 脱水"位于表格左侧）

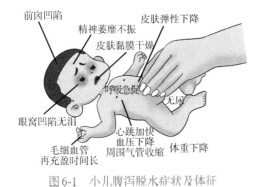

图6-1 小儿腹泻脱水症状及体征

（图中标注：前囟凹陷、精神萎靡不振、皮肤弹性下降、皮肤黏膜干燥、呼吸急促、眼窝凹陷无泪、无尿、毛细血管再充盈时间长、心跳加快血压下降周围气管收缩、体重下降）

锦囊妙"记"

脱水评估：一问二逗三观四摸

问：症状，如腹泻次数、呕吐情况、尿量多少等。

逗：通过逗引孩子，观察其精神状况。

观：眼窝前囟凹陷程度、皮肤黏膜干燥程度。

摸：皮肤弹性、温度及脉搏等。

2. 代谢性酸中毒 由腹泻丢失大量碱性物质、进食少、血容量减少、肾血流量不足等原因导致，其临床特点见表6-5。

表6-5 不同程度代谢性酸中毒特点

项目	轻度	中度	重度
临床表现	呼吸稍快	口唇樱桃红色、呼吸深长、精神萎靡或烦躁不安	口唇发绀、呼吸深快、节律不齐、有烂苹果味；昏睡或昏迷
HCO_3^-（mol/L）	18～13	13～9	＜9

3. 低钾血症 主要表现为：①神经肌肉兴奋性降低的表现：精神萎靡，腱反射减弱或消失，腹胀，肠鸣音减弱或消失；②心脏损害：心率增快、心音低钝、心律失常，心电图出现U波等。

4. 低钙和低镁血症 表现为抽搐或惊厥等。

三、常用液体的种类、成分及配制

1. 非电解质溶液 5%或10%葡萄糖溶液，主要供给水分和能量。

2. 电解质溶液 ①生理盐水（0.9%氯化钠溶液）：为等渗液；②氯化钾溶液：常用10%氯化钾和15%氯化钾溶液，需稀释成0.15%～0.3%溶液，静脉滴注，不能静脉注射，注入过快可致心肌抑制而死亡；③碳酸氢钠溶液：为纠正代谢性酸中毒的首选药物。使用时加5%或10%葡萄糖溶液稀释成1.4%的等张液。

3. 混合溶液 常用混合溶液的组成见表6-6。

表6-6 几种常用混合溶液组成

混合溶液	①生理盐水	②5%～10%葡萄糖	③1.4%碳酸氢钠（1.87%乳酸钠）	张力	应用
1：1	1	1	－	1/2	轻、中度等渗性脱水
2：1	2	－	1	等张	低渗或重度脱水
2：3：1	2	3	1	1/2	轻、中度等渗性脱水
4：3：2	4	3	2	2/3	中度、低渗性脱水
1：2	1	2	－	1/3	高渗性脱水
1：4	1	4	－	1/5	生理需要量

注：张力的计算方法为（①+③）/（①+②+③）。

四、静脉补液

（1）补液原则：液体疗法的基本原则归纳为三定（定量、定性、定速），先快后慢，先盐后糖，先浓后淡，见尿补钾，见酸补碱，见惊补钙。第1天的补液总量包括补充累积损失量、继续损失量和生理需要量三部分。

（2）补充累积损失量

  1）定量：补液量根据脱水程度而定。婴幼儿轻度脱水＜50ml/kg，中度脱水50～100ml/kg，重度脱水100～120ml/kg。

  2）定性：补液种类根据脱水性质而定。通常低渗性脱水补2/3～等张含钠液，等渗性脱水补1/2～2/3张含钠液，高渗性脱水补1/4～1/3张含钠液。

  3）定速：补液速度取决于脱水程度，原则上先快后慢。累积损失量常在8～12h补足，滴速为8～10ml/（kg·h）。

  伴有循环不良和休克的重度脱水患儿，应首先迅速输入2：1等张含钠液20ml/kg，于30～60min静脉输入，总量不超过300ml，以补充血容量，改善血液循环和肾功能。

（3）补充继续损失量：继续损失量指进行液体治疗过程中，因呕吐、腹泻等继续丢失的液体量。常用1/3～1/2张含钠液。

（4）补充生理需要量：供给基础代谢所需的液体量，每日需60～80ml/kg。用1/5～1/4张含钠液。

（5）继续损失量和生理需要量在后12～16h均匀输入，每小时需滴注约5ml/kg。

  在实际应用时，需对上述三部分液体量进行综合分析，24h需要的液体总量合计为轻度脱水90～120ml/kg，中度脱水120～150ml/kg，重度脱水150～180ml/kg，根据治疗效果随时调整。

五、药物治疗

1. 控制感染　合理使用抗生素。避免用止泻剂。

2. 微生态疗法　应与抗生素使用间隔至少1h以上。

3. 肠黏膜保护剂的应用　可吸附病原体和毒素，保护肠黏膜，不能和其他药物同时服用，应在两次奶或餐中间服用。常用药如蒙脱石散。

六、液体疗法的护理措施

1. 口服补液　一般每1～2min喂5ml（约1小勺），于8～12h将累积损失量补足。如患儿眼睑出现水肿，应停止服用ORS液，改用白开水。

2. 静脉补液

  （1）若补液合理，3～4h应排尿，表明血容量恢复。

  （2）若24h患儿皮肤弹性及眼窝凹陷恢复，说明脱水已纠正。

  （3）若尿量多而脱水未纠正，表明输入的液体中葡萄糖比例过高。

  （4）若输液后出现眼睑水肿，说明电解质溶液比例过高。

要点回顾

1. 液体疗法的基本原则是什么？

2. 重度脱水伴周围循环衰竭的患儿如何进行液体疗法？

●○ 模拟试题栏——识破命题思路，提升应试能力 ○●

一、专业实务

A_1 型题

1. 小儿疱疹性口炎的特征性临床表现是

  A. 不影响吃奶

  B. 少有全身症状

  C. 水疱不易破溃成溃疡

  D. 口腔黏膜有散在或成簇的小疱疹

  E. 口腔黏膜有散在的白色乳凝状物

2. 判断脱水性质最有效的辅助检查是

  A. 血钾浓度　　　　　B. 血钠浓度

  C. 二氧化碳结合力　　D. 血pH

  E. 尿比重

3. 轮状病毒肠炎所致的临床特点不包括

  A. 多发生在秋冬季

  B. 常伴上呼吸道感染症状

  C. 常伴腹痛，里急后重

  D. 全身感染中毒症状不明显

  E. 大便无腥臭味

4. 婴儿发生溢乳的主要原因是

  A. 胃容量小　　　　　B. 贲门括约肌发育松弛

C. 胃排空快　　　　D. 常发生胃肠逆蠕动

E. 幽门括约肌发育不良

5. 有助于维护和修复小儿肠黏膜屏障功能的药物是

A. 青霉素　　　　　B. 小柴胡冲剂

C. 制霉菌素　　　　D. 蒙脱石散

E. 双歧杆菌

6. 引起小儿腹泻最常见的细菌是

A. 双歧杆菌　　　　B. 大肠埃希菌

C. 金黄色葡萄球菌　D. 链球菌

E. 鼠伤寒杆菌

7. 不属于轮状病毒肠炎特点的是

A. 多见于秋季

B. 多见于6个月至2岁小儿

C. 常伴有上呼吸道感染

D. 大便有腥臭味

E. 全身中毒症状不明显

8. 小儿腹泻常见的酸碱平衡紊乱是

A. 代谢性酸中毒　　B. 代谢性碱中毒

C. 呼吸性酸中毒　　D. 呼吸性碱中毒

E. 混合性酸中毒

A₂型题

9. 患儿，男，8个月，腹泻2天，大便每日约15次，蛋花汤样。判断患儿脱水程度的指标不包括

A. 精神状态　　　　B. 尿量

C. 肠鸣音　　　　　D. 皮肤弹性

E. 前囟

10. 患儿，女，2岁。因腹泻、呕吐入院。心电图：ST段水平压低，T波倒置，U波增高。最可能的原因是

A. 高钾血症　　　　B. 低钾血症

C. 高钙血症　　　　D. 洋地黄效应

E. 洋地黄中毒

11. 患儿，女，8个月。因"腹泻、蛋花汤样便2天"入院。在补液过程中，患儿突然出现抽搐，最可能的原因是

A. 低钙血症　　　　B. 低镁血症

C. 低钾血症　　　　D. 低钠血症

E. 低氯血症

12. 患儿，9个月，呕吐、腹泻3天。大便10次/天，皮肤弹性极差，无尿。血清钠135mmol/L，患儿脱水的程度和性质是

A. 轻度高渗性脱水　B. 轻度低渗性脱水

C. 轻度等渗性脱水　D. 中度低渗性脱水

E. 重度等渗性脱水

13. 患儿，男，2岁，因"腹痛、腹泻2天"入院，诊断为急性肠炎。查体：痛苦面容，精神萎靡；体温39.7℃。粪便呈水样便，含少量脓血。该患儿首要的护理诊断是

A. 精神萎靡：与腹痛有关

B. 营养失调：低于机体需要量

C. 体温升高：与炎症有关

D. 腹泻：与炎症刺激有关

E. 体液不足：与腹泻有关

14. 患儿，7个月，腹泻。排水样蛋花汤样便2天，每日4～5次，精神状态良好。为预防脱水，给口服补液盐（ORS），其张力是

A. 1/5张　　B. 1/4张　　C. 1/3张

D. 1/2张　　E. 2/3张

15. 15月龄患儿患病毒性肠炎入院，不宜进食的食物是

A. 纯牛乳　　　　　B. 母乳

C. 发酵乳　　　　　D. 去乳糖配方乳

E. 豆制品

16. 患儿，女，2岁8个月。近半年"感冒"反复发作，家长多次给予头孢拉定、阿莫西林等药物。5天前患金黄色葡萄球菌肠炎入院。出院时护士对家长进行健康教育应特别强调

A. 合理喂养

B. 注意饮食卫生

C. 滥用抗生素的严重后果

D. 多进行户外活动

E. 注意儿童的个人卫生

A₃/A₄型题

（17～18题共用题干）

患儿，女，11个月。因上呼吸道感染入院，入院后进行抗感染及对症治疗15天，病情稳定。近2天出现腹泻，黄色稀便，泡沫多，带黏液，可见豆腐渣样细块，大便镜检见假菌丝。

17. 该患儿最可能的诊断是

A. 大肠埃希菌性肠炎

B. 轮状病毒性肠炎

C. 真菌性肠炎

D. 金黄色葡萄球菌肠炎

E. 假膜性肠炎

18. 该患儿治疗时应选用

A. 红霉素　　　　　B. 青霉素

C. 头孢霉素　　　　D. 制霉菌素

E. 庆大霉素

（19～20题共用题干）

患儿，男，1岁，持续高热1周入院。使用激素

和广谱抗生素治疗2周余，晨起护士查体：患者神志清，极度虚弱。检查口腔时发现患儿口腔黏膜表面有白色乳凝状物，不易拭去。患处不疼，无全身症状。

19. 该患儿口腔感染属于
 A. 真菌感染　　　　B. 病毒感染
 C. 寄生虫感染　　　D. 细菌感染
 E. 口腔黏膜白斑

20. 选择的漱口溶液是
 A. 生理盐水　　　　B. 硼砂溶液
 C. 碳酸氢钠溶液　　D. 氯己定
 E. 过氧化氢溶液

二、实践能力

A₁型题

21. 关于婴儿感染性腹泻的护理措施正确的是
 A. 控制感染，纠正脱水
 B. 控制饮食，禁饮禁食
 C. 可用止泻剂
 D. 停止母乳喂养
 E. 用塑料布包裹臀部以防粪便溢出

22. 关于小儿腹泻的治疗原则，不正确的是
 A. 尽早使用止泻剂
 B. 调整饮食
 C. 控制肠道内、外感染
 D. 纠正水、电解质紊乱
 E. 加强护理，防止尿布皮炎

23. 有关静脉补液的原则错误的是
 A. 先快后慢　　　　B. 先浓后淡
 C. 先糖后盐　　　　D. 见尿补钾
 E. 抽搐补钙

A₂型题

24. 患儿，男，2岁。患溃疡性口炎。护士在口腔涂药后应协助患儿闭口
 A. 5min　　B. 10min　　C. 15min
 D. 20min　　E. 25min

25. 患儿，女，2岁。诊断为疱疹性口炎。护士应如何指导家长正确地缓解患儿疼痛
 A. 不用特殊处理
 B. 仅选择流质饮食
 C. 给予温热饮食
 D. 涂药时动作要慢，稍用力
 E. 用棉签在溃疡面上滚动式涂药

26. 患儿，男，2岁8个月。患溃疡性口炎，患处疼痛、烦躁、哭闹。不属于缓解疼痛的护理措施是
 A. 进普食　　　　　B. 给患儿听儿歌

 C. 给患儿讲故事　　D. 给患儿抚摸及拥抱
 E. 给患儿新奇的玩具

27. 患儿，男，9个月。因发热、呕吐、腹泻入院。大便为黄色蛋花汤样，每日10余次，量多，无腥臭味。前囟、眼窝稍凹陷，尿量减少，大便镜检（－）。对患儿治疗正确的是
 A. 及时使用广谱抗生素
 B. 及时补液
 C. 及时补钙
 D. 不考虑使用微生态制剂
 E. 使用口服补液盐

28. 患儿，男，3个月。因发热应用抗生素治疗10余天，今日护士见其口腔颊黏膜有乳凝块样物，不易擦去，强行拭去，有红色创面。护士为其做口腔护理时应用的溶液是
 A. 生理盐水
 B. 温开水
 C. 0.1%依沙吖啶溶液
 D. 2%碳酸氢钠溶液
 E. 3%过氧化氢溶液

29. 小明，男，11个月。腹泻、呕吐2天余，补液治疗后患儿出现低血钾症状，护士遵医嘱为患儿补钾，下列处理不正确的是
 A. 见尿后补钾
 B. 必要时静脉缓慢注射含钾液
 C. 静脉补钾浓度不超过0.3%
 D. 最好用输液泵控制输液速度
 E. 滴注速度不可过快

30. 患儿，女，2岁。腹泻、呕吐2天，12h无尿。体检：神志模糊，面色苍白，口唇樱桃红色，呼吸深快，前囟、眼窝深凹，哭无泪，皮肤弹性差，四肢冷，脉细弱。护士应协助医生给予的紧急治疗是
 A. 3：1含钠液，150ml/kg，静脉滴注
 B. 3：2：1含钠液，180ml/kg，静脉滴注
 C. 1：1含钠液，20ml/kg，静脉注射
 D. 2：1等张含钠液，20ml/kg，静脉滴注
 E. 5%NaHCO₃，50ml/kg，静脉注射

31. 小林，男，2岁。腹泻2天，排稀水便，每日5～6次，呕吐2次，医生建议口服补液，护士指导家长正确的服用方式是
 A. 少量多次　　　　B. 1次全量
 C. 配制后再加糖　　D. 服用期间不饮水
 E. 用等量水稀释

32. 患儿，男，5个月，轻型腹泻，家长诉清洗患儿臀部皮肤时哭闹不止，护士进行健康评估时要注意
    A. 体温　　　　　　B. 呼吸
    C. 尿量　　　　　　D. 肛周皮肤
    E. 每日大便次数

33. 患儿，男，1岁8个月。腹泻来诊。家长的表述中错误的是
    A. "我会适当减少给孩子的食物种类"
    B. "我会让孩子一次少吃一点"
    C. "我会增加给孩子更换尿不湿的频次"
    D. "大便后我会用温水给他清洗臀部"
    E. "我会给孩子多吃一些脂肪含量高的食物"

A₃/A₄型题

（34～35题共用题干）

患儿，9个月。因重型腹泻入院，经补液8h后开始排尿，补液量还剩余300ml，脱水症状有改善，血清钾2.0mmol/L。

34. 与患儿血清钾检查指标不相合的临床表现是
    A. 四肢无力　　　　B. 腹胀
    C. 肠鸣音亢进　　　D. 心律失常
    E. 心音低钝

35. 静脉补钾时，300ml液体中10%氯化钾最多可加入的量是
    A. 12ml　　B. 18ml　　C. 9ml
    D. 21ml　　E. 15ml

（36～37题共用题干）

患儿，女，8个月。体重8kg。因严重腹泻入院治疗。诊断为重度脱水伴周围循环衰竭。静脉输入2：1等张含钠液治疗。

36. 护士在扩容阶段为患儿输入的液体量是
    A. 140ml　　B. 150ml　　C. 160ml
    D. 180ml　　E. 200ml

37. 患儿病情稳定后，护士在日常护理工作中，不正确的措施是
    A. 详细记录出入量
    B. 加强臀部护理
    C. 患儿呕吐，禁食，补液
    D. 再次腹泻，尽早使用止泻剂
    E. 腹胀时观察有无低钾血症

（38～40题共用题干）

患儿，男，11个月。因腹泻、呕吐4天入院。患儿大便次数增多，呈黄色水样便，无腥臭味，每日7～8次。偶伴呕吐，为胃内容物。发病后患儿精神萎靡，皮肤干燥，弹性差，口唇干燥，尿量明显减少，前囟和眼眶稍凹陷，肛周皮肤潮红伴有皮疹。

38. 该患儿的脱水程度属于
    A. 轻度脱水　　　　B. 中度脱水
    C. 重度脱水　　　　D. 极重度脱水
    E. 无脱水

39. 臀部护理措施正确的是
    A. 用肥皂水清洗臀部
    B. 灯光照射，每次30～40min，每日2～3次
    C. 用布制尿布包裹，勿暴露臀部皮肤
    D. 肛周皮肤擦40%氧化锌油并按摩
    E. 皮肤皮疹处用2%碘酊消毒

40. 对患儿父母的健康教育不正确的是
    A. 少量多次喂养
    B. 继续母乳喂养，暂停辅食
    C. 严重呕吐时禁食4～6h
    D. 人工喂养者可喂稀释的牛奶或米汤
    E. 腹泻停止后立即恢复正常饮食

（41～44题共用题干）

患儿，男，11个月。腹泻4天，大便为水样蛋花汤样，无腥臭味，无尿8h，眼眶凹陷极明显；血钠125mmol/L，诊断为小儿秋季腹泻。

41. 该患儿感染的病原体主要是
    A. 致病性大肠埃希菌
    B. 柯萨奇病毒
    C. 轮状病毒
    D. 金黄色葡萄球菌
    E. 变形杆菌

42. 患儿脱水的程度和性质为
    A. 重度高渗性脱水　　B. 中度等渗性脱水
    C. 重度等渗性脱水　　D. 中度低渗性脱水
    E. 重度低渗性脱水

43. 护士晨起发现患儿四肢厥冷、脉弱、血压下降，提示可能出现了
    A. 低钙血症　　　　B. 休克
    C. 低钾血症　　　　D. 贫血
    E. 继发感染

44. 首要的处理措施是
    A. 应用抗生素　　　B. 记录出入量
    C. 静脉补液　　　　D. 限制饮食
    E. 利尿

（贺　艳）

第7章　呼吸系统疾病患儿的护理

第1节　小儿呼吸系统解剖生理特点

一、解剖特点　呼吸系统以环状软骨为界划分为上呼吸道和下呼吸道。

1. 上呼吸道　包括鼻、鼻窦、咽鼓管、咽部及喉等。

（1）鼻
- 1）鼻腔相对短小、鼻道狭窄、黏膜柔嫩、血管丰富。
- 2）鼻腔感染时易充血肿胀而出现鼻塞。
- 3）鼻塞时导致张口呼吸，影响吮奶。

（2）鼻窦
- 1）鼻窦口相对较大。
- 2）出生后6个月即可患鼻窦炎，尤以上颌窦及筛窦最易感染。

（3）咽鼓管（图7-1）
- 1）宽、短、直。
- 2）鼻咽炎易致中耳炎。

（4）咽部
- 1）狭窄且垂直。
- 2）腭扁桃体1岁末逐渐增大，4～10岁达高峰，14～15岁逐渐退化。
- 3）扁桃体炎多见于年长儿。

（5）喉部
- 1）长而狭窄，黏膜柔嫩，血管丰富。
- 2）喉炎时易发生梗阻而致窒息、吸气性呼吸困难和声音嘶哑。

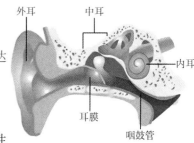

图7-1　咽鼓管的位置

2. 下呼吸道　包括气管、支气管、肺和胸廓。

（1）气管及支气管
- 1）管腔相对狭窄，炎症时易致梗阻。
- ★2）右侧支气管粗、短、直，异物易进入右侧支气管。

（2）肺
- ★1）肺间质发育旺盛，肺泡数量少（含血多而含气少）。
- 2）易发生肺部感染。

（3）胸廓
- 1）胸廓呈桶状，呼吸肌发育差。
- 2）胸腔较小而肺相对较大，呼吸时肺的扩张受限制。
- 3）纵隔相对较大，周围组织松软，胸腔积液时易致纵隔移位。

锦囊妙"记"

主支气管左和右，各有特点要记住；

左支细长右粗短，异物坠落多入右。

二、生理特点

1. 呼吸频率和节律　年龄越小，呼吸频率越快；婴幼儿易出现呼吸节律不齐。

2. 呼吸形态
- （1）婴幼儿呈腹膈式呼吸。
- （2）年长儿呈胸腹式呼吸。

3. 呼吸功能
- （1）肺活量、潮气量、每分钟潮气量和气体弥散量均较成人小。
- （2）呼吸道阻力较成人大，呼吸功能的储备能力较低，易发生呼吸功能不全。

三、免疫特点

1. 儿童呼吸道的非特异性及特异性免疫功能均差。
★ 2. 婴幼儿SIgA尤其低，易患呼吸道感染。
3. 各年龄小儿呼吸、脉搏频率见表7-1。

表7-1　各年龄小儿呼吸、脉搏频率

年龄	呼吸（次/分）	脉搏（次/分）	呼吸：脉搏
新生儿	★ 40～44	120～140	1：3
～1岁	30	110～130	1：4～1：3
～3岁	24	100～120	1：4～1：3
～7岁	22	80～100	1：4
～14岁	20	70～90	1：4

第2节　急性上呼吸道感染

一、概述　急性上呼吸道感染简称上感，又称感冒，是儿童时期最常见的疾病，有一定传染性。本病一年四季均可以发生，但以冬春季节多见。临床上主要是鼻咽部黏膜发炎的局部症状及全身感染症状。起病多较急，临床症状轻重不一。

二、病因

★（1）90%以上由病毒引起。
（2）病毒感染基础上可继发细菌感染。
（3）内因：儿童上呼吸道的解剖生理和免疫特点。
（4）诱因：疾病影响、环境因素及护理不当。

三、临床表现

1. 一般类型上感
　（1）症状：婴幼儿以全身症状为主；年长儿以局部症状为主
　　1）局部症状有流涕、鼻塞、打喷嚏、咳嗽、咽部不适和咽痛等。
　　2）全身症状有发热、畏寒、乏力、烦躁、拒奶、呕吐、腹泻、高热惊厥、脐周阵痛（与肠痉挛或肠系膜淋巴结炎有关）。
　（2）体征
　　1）咽部充血。
　　2）扁桃体肿大。
　　3）颌下淋巴结肿大、触痛。

2. 两种特殊类型上感
　（1）疱疹性咽峡炎
　　1）由柯萨奇病毒A组引起。
　　2）主要症状为高热、咽痛、流涎、拒食。
　　3）主要体征为咽部充血，咽腭弓、腭垂、软腭处有2～4mm大小灰白色疱疹。
　　4）病程1周左右。
　（2）咽结合膜热
　　1）由腺病毒引起。
　　2）以发热、咽炎、结膜炎为特征。
　　3）主要症状为高热、咽痛、眼部刺痛、畏光、流泪。
　　4）主要体征为咽部充血、一侧或双侧球结合膜充血，颈部或耳后淋巴结肿大。
　　5）病程为1～2周。

3. 并发症
　（1）婴幼儿可并发中耳炎、鼻窦炎、咽后壁脓肿、扁桃体周围脓肿、颈淋巴结炎、喉炎、支气管炎、肺炎。
　（2）病原体血行蔓延可并发病毒性脑炎、病毒性心肌炎。
　（3）年长儿可因A组溶血性链球菌感染而并发急性肾炎及风湿热。

四、辅助检查

1. 病毒感染　白细胞计数正常或偏低。
2. 细菌感染　白细胞计数升高，中性粒细胞升高。

五、治疗要点

（1）以支持治疗及对症治疗为主。
（2）抗感染治疗　1）普通上呼吸道感染无特效抗病毒药物，部分对中药有效。
　　　　　　　　　2）细菌感染或继发细菌感染可选用抗生素。

六、主要护理诊断/问题

1. 舒适的改变　与咽痛、鼻塞等有关。
2. 体温过高　与上呼吸道感染有关。
3. 潜在并发症：热性惊厥、鼻窦炎、中耳炎、喉炎、咽后壁脓肿、支气管炎、肺炎等。

七、护理措施

1. 维持体温正常
（1）保持室内温度18～22℃，湿度50%～60%，每日通风2次以上。
（2）鼓励患儿多饮水，给予易消化的清淡饮食。
（3）松解衣被，出汗后及时更换衣服。
（4）密切观察体温变化，当体温超过38.5℃时给予物理降温。
（5）必要时按医嘱给予退热剂。

2. 促进舒适
（1）保持呼吸道通畅，及时清除鼻腔和咽喉部分泌物。
（2）鼻塞严重者：可用0.5%麻黄碱液滴鼻（在喂乳或临睡前滴鼻）。
（3）加强口腔护理，保证口腔清洁。

3. 病情观察
（1）观察体温变化，警惕高热惊厥发生。
（2）检查口腔黏膜及皮肤有无皮疹，以便早期发现某些急性传染病。
（3）疑有咽后壁脓肿时，注意防止脓肿溃破脓液流入气管而窒息。

八、健康指导

1. 居室要经常通风，保持室内空气清新。
2. 在人员聚集的小儿机构中，应早期隔离患儿；必要时可用食醋熏蒸法消毒。
3. 呼吸道疾病流行期间，避免去人多拥挤的公共场所。
4. 合理饮食起居，保证充足的营养和睡眠。
5. 提倡母乳喂养。
6. 加强体格锻炼，多进行户外活动。
7. 按时预防接种。

第3节　急性感染性喉炎

一、概述　急性感染性喉炎是喉部黏膜急性弥漫性炎症，以犬吠样咳嗽、声嘶、喉鸣和吸气性呼吸困难为特征。多发生于冬春季节，婴幼儿多见。

二、病因
1. 由病毒或细菌感染引起，常为上呼吸道感染的一部分。有时可在麻疹或其他急性传染病的病程中并发。
2. 儿童喉腔狭窄、软骨柔软、黏膜血管丰富、黏膜下组织疏松，炎症时易充血、水肿而出现喉梗阻。

三、临床表现
（1）症状与体征：起病急，症状重，可有不同程度的发热、声音嘶哑、犬吠样咳嗽、吸气性喉鸣和三凹征。一般白天症状轻，夜间入睡后喉部肌肉松弛，分泌物阻塞导致症状加重。严重者迅速出现烦躁不安、吸气性呼吸困难、青紫、心率加快等缺氧症状。体检可见咽部充血。

（2）临床上按吸气性呼吸困难的轻重，将喉梗阻分为四度（表7-2）。

表7-2　喉梗阻的分度

分度	临床表现	体征
Ⅰ度	仅于活动后出现吸气性喉鸣和呼吸困难	呼吸音及心率无改变
Ⅱ度	安静时有喉鸣和吸气性呼吸困难	可闻及喉传导音或管状呼吸音，心率稍快
Ⅲ度	喉鸣、吸气性呼吸困难，烦躁不安，口唇、指（趾）端发绀，双眼圆睁，惊恐万状，出汗，面色苍白	呼吸音明显减弱，心音低钝，心率快
Ⅳ度	严重呼吸困难，渐显衰竭、昏睡甚至濒死状态，由于无力呼吸，三凹征可不明显，面色苍白发灰	呼吸音几乎消失，仅有气管传导音，心音低钝，心律不齐

四、辅助检查

1. 血常规　病毒感染者白细胞计数正常或偏低；细菌感染者白细胞计数升高。
2. 间接喉镜检查　可见喉部及声带充血、水肿。

五、治疗要点

1. 保持呼吸道通畅　用肾上腺皮质激素雾化吸入，有利于消除黏膜水肿。
2. 控制感染　选择敏感抗生素，常用青霉素类、氨基糖苷类或头孢菌素类等。
3. 糖皮质激素　有抗炎和抑制变态反应等作用，可减轻喉头水肿，缓解症状时常用泼尼松和地塞米松。
4. 对症治疗　缺氧者予以吸氧，烦躁不安者给予异丙嗪镇静，痰多者可选用祛痰剂。
5. 气管切开　有严重缺氧征象或有Ⅲ度喉梗阻者，应立即进行气管插管、呼吸机辅助呼吸，必要时行气管切开术。

六、主要护理诊断/问题

1. 低效性呼吸型态　与喉头水肿有关。
2. 有窒息的危险　与喉头水肿梗阻有关。
3. 体温过高　与感染有关。

七、护理措施

★1. 改善呼吸功能，保持呼吸道通畅　保持室内空气清新，温、湿度适宜。置患儿于舒适体位，及时吸氧，保持安静。遵医嘱给予糖皮质激素雾化吸入，以迅速消除喉头水肿，恢复气道通畅。
2. 密切观察病情变化　观察患儿呼吸、心率、精神状态、呼吸困难的程度，做好气管切开的急救准备。
3. 保证营养和水分　耐心喂养，避免呛咳，必要时进行静脉补液。
4. 维持正常体温　密切观察体温变化，体温超过38.5℃时给予物理降温。

八、健康指导

1. 关心患儿，及时向家长解释病情的发展和可能采取的治疗方案。
2. 指导家长正确护理患儿，如注意气候变化，及时增减衣服，避免着凉，加强体育锻炼等。
3. 按时预防接种。

锦囊妙"记"　　急性喉炎来势汹，声嘶犬咳吸气难。
喉梗分度来判断，1动2静3烦4衰要记清。
一素抗感染，二素雾化保通畅，吸氧镇静异丙嗪，密观患儿的病情。

第4节　急性支气管炎

一、概述　急性支气管炎是由于各种致病源引起的支气管黏膜炎症，由于气管常同时受累，故称为急性气管支气管炎。常继发于上呼吸道感染或为一些急性传染病的一种表现。

二、病因

1. 病原体常为各种病毒或细菌，或为混合感染。
2. 免疫功能低下、特异性体质、营养不良、佝偻病、支气管局部结构异常均为本病的危险因素。

三、临床表现

1. 一般支气管炎

（1）主要症状：咳嗽，初为干咳，以后有痰；婴幼儿常伴发热等全身症状。
★（2）主要体征：双肺呼吸音粗糙，可有不固定的散在的干啰音和粗中湿啰音。

2. 哮喘性支气管炎

（1）多见于3岁以下，常有湿疹或其他过敏史。
（2）有类似哮喘的表现，如呼气性呼吸困难。
（3）肺部叩诊呈鼓音，听诊双肺满布哮鸣音及少量粗湿啰音。
（4）部分病例复发，大多与感染有关。
（5）预后大多良好，3～4岁后发作次数减少渐趋康复，少数可发展为支气管哮喘。

四、辅助检查

1. 血常规　病毒感染者白细胞计数正常或偏低；细菌感染者白细胞计数升高。
2. 胸部X线检查　多无异常；或有肺纹理增粗，肺门阴影加深。

五、治疗要点

1. 一般治疗　多饮水，经常变换体位。

2. 控制感染

（1）病毒感染：可用利巴韦林等抗病毒药物。
（2）细菌感染：可用抗菌药物。
（3）支原体感染：可用大环内酯类抗生素。

3. 对症治疗

（1）化痰止咳：可用复方甘草合剂、急支糖浆、氨溴索、10%氯化铵溶液等。一般不用镇咳药或镇静药，以免抑制咳嗽反射，影响痰液咳出。
（2）止喘

1）可用氨茶碱口服或静脉给药。
2）喘憋严重者可雾化吸入全乐宁等β_2受体激动药。
3）喘息严重者可短期使用糖皮质激素，如口服泼尼松3～5天。

（3）抗过敏：可使用抗过敏药马来酸氯苯那敏和盐酸异丙嗪等来缓解支气管分泌和痉挛。

六、主要护理诊断/问题

★1. 清理呼吸道无效　与痰液黏稠不易咳出有关。
2. 体温过高　与病毒或细菌感染有关。

七、护理措施

★1. 保持呼吸道通畅

（1）保持室内空气清新，温、湿度适宜。
（2）注意休息，保证充足的水分和营养供给。
（3）卧位时头胸稍抬高，注意经常变换体位。
（4）鼓励患儿有效咳嗽，以利于排痰。
（5）采用超声雾化吸入，以湿化呼吸道，促进排痰。
（6）哮喘性支气管炎患儿，注意观察有无缺氧症状，必要时给予吸氧。
（7）按医嘱用药，注意观察药物的疗效和不良反应。

2. 维持正常体温　观察体温变化，体温超过38.5℃时给予物理降温或按医嘱给予药物降温。

八、健康指导

1. 向家长介绍急性支气管炎的基本知识及护理要点。
2. 加强营养，多进行户外活动和体格锻炼，增强体质。
3. 积极预防营养不良、佝偻病和贫血等，以增强机体免疫力。
4. 按时预防接种，积极预防各种传染病。

第5节 小 儿 肺 炎

一、概述 肺炎是由各种不同病原体或其他因素所引起的肺部炎症。婴幼儿肺炎，因其呼吸系统的解剖生理特点及机体免疫功能不完善，主要为支气管肺炎。临床以发热、咳嗽、呼吸急促、呼吸困难和肺部固定细湿啰音等为主要表现。肺炎是小儿时期的常见病，多见于婴幼儿，以冬春季节或气候骤变时发病率高，是我国儿童重点防治的"四病"之一。

二、病因与分类

1. **引起肺炎的病原体** 有病毒（以呼吸道合胞病毒最多见）、细菌（以肺炎链球菌最多见）、支原体、真菌等。

2. **肺炎常用的分类**
   - （1）病理分类：可分为大叶性肺炎、小叶性肺炎（支气管肺炎）、间质性肺炎。
   - （2）病因分类：可分为感染性肺炎、非感染性肺炎。
   - （3）病程分类
     - 1）急性肺炎：病程＜1个月。
     - 2）迁延性肺炎：病程1～3个月。
     - 3）慢性肺炎：病程＞3个月。
   - （4）病情分类：可分为轻症肺炎、重症肺炎。
   - （5）临床表现典型与否分类：可分为典型性肺炎、非典型性肺炎。

三、病理生理

1. **主要变化** 是由于支气管、肺泡炎症引起通气和换气障碍，导致缺氧和二氧化碳潴留。
2. **呼吸功能不全** 为代偿缺氧，呼吸频率加快，呼吸深度加深，出现鼻翼扇动和三凹征。
3. **酸碱平衡失调** 缺氧和二氧化碳潴留可引起不同程度的混合性酸中毒。
4. **循环系统** 缺氧和二氧化碳潴留可引起心力衰竭。
5. **神经系统** 严重缺氧和病原体毒素可致脑水肿，发生中毒性脑病。
6. **胃肠功能紊乱** 轻者可出现腹泻、呕吐等胃肠功能紊乱表现；重者可引起中毒性肠麻痹和消化道出血。

四、临床表现

1. **轻症肺炎** 仅表现为呼吸系统症状和体征（图7-2）。
   - （1）症状
     - 1）发热：多为不规则热，新生儿和重度营养不良患儿可不发热，甚至体温不升。
     - 2）咳嗽：较频，初为刺激性干咳，以后咳嗽有痰。
     - 3）气促：多发生在发热、咳嗽之后。
     - 4）全身症状：精神不振、食欲减退、烦躁不安、轻度呕吐或腹泻。
   - （2）体征
     - 1）呼吸频率加快，40～80次/分。
     - 2）鼻翼扇动、点头呼吸、三凹征、唇周发绀。
     - 3）肺部可听到较固定的中、细湿啰音，以背部、两肺下方、脊柱两旁较易听到，深吸气末更为明显。

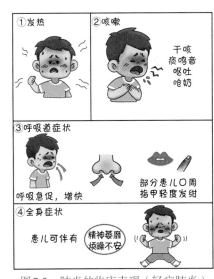

图7-2 肺炎的临床表现（轻症肺炎）

2. **重症肺炎** 除呼吸系统改变外，可发生循环、神经和消化系统功能障碍（图7-3）。
   - （1）循环系统：常见心肌炎和心力衰竭。
     - 1）心肌炎：主要表现为面色苍白、心动过速、心音低钝、心律不齐，心电图显示ST段下移、T波低平或倒置。
     - ★2）肺炎合并心力衰竭主要表现：①安静状态下呼吸突然加快，＞60次/分；②安静状态下心率突然增快，＞180次/分；③突然极度烦躁不安，明显发绀，面色苍白或发灰，指（趾）甲微血管充盈时间延长，以上3项不能用发热、肺炎本身和其他合并症解释；④心音低钝，奔马律，颈静脉怒张；⑤肝迅速增大；⑥尿少或无尿，颜面眼睑或下肢水肿。

2. 重症肺炎 除呼吸系统改变外，可发生循环、神经和消化系统功能障碍（图7-3）。

（2）神经系统：发生脑水肿时出现烦躁或嗜睡、意识障碍、惊厥、前囟隆起、瞳孔对光反射迟钝或消失、呼吸节律不齐甚至停止。

（3）消化系统
1）一般为食欲减退、呕吐和腹泻。
2）中毒性肠麻痹：出现明显腹胀，呼吸困难加重，肠鸣音消失。
3）消化道出血：出现呕吐咖啡样物，大便潜血试验阳性或柏油样便。

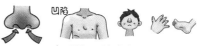

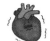

重症肺炎　①呼吸系统症状
呼吸表浅，急促，每分钟可达80次以上，鼻翼扇动　颜面部及四肢末端明显发绀，甚至面色苍白或青灰
凹陷　有三凹征，呼气呻吟
②循环系统症状　婴儿肺炎时常伴有心功能不全
③神经系统症状　烦躁　昏睡，嗜睡　昏迷，惊厥
④消化系统症状

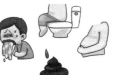

图7-3　肺炎的临床表现（重症肺炎）

3. 并发症 若延误诊断，金黄色葡萄球菌肺炎感染者常出现脓胸、脓气胸、肺大疱。

4. 几种不同病原体所致肺炎的特点

（1）呼吸道合胞病毒性肺炎
1）好发年龄为1岁以内。
2）主要症状：发热、呼吸困难、喘憋。
3）主要体征：可有口唇发绀、鼻翼扇动、三凹征；肺部可听到喘鸣音和细湿啰音。
4）X线检查：两肺可见点片状阴影，部分患儿有不同程度肺气肿。
5）白细胞总数大多正常。

（2）腺病毒性肺炎
1）多见于6个月至2岁儿童。
2）发热：可达39℃以上，热程长，可持续2～3周，全身中毒症状明显。
3）咳嗽频繁，可有喘憋；肺部啰音出现较晚。
4）胸片改变较肺部啰音出现早，特点为大小不等的片状阴影或融合成大病灶。
5）病灶吸收较慢，需数周或数月。

（3）肺炎支原体肺炎
1）其病多较缓慢，学龄儿童多见。
2）常有发热，热程1～3周。
3）刺激性干咳为本病的突出表现，有的酷似百日咳样咳嗽。
4）肺部体征常不明显，体征与剧咳不一致为本病的特点。
5）肺部X线表现分为四种改变：①肺门阴影增浓为突出表现；②支气管肺炎改变；③间质性肺炎改变；④均一的实变影。

（4）金黄色葡萄球菌肺炎
1）起病急、病情重、发展快。
2）多为弛张热，全身中毒症状明显，常伴猩红热样皮疹。
3）肺部体征出现较早，双肺可闻及中、细湿啰音。
4）易并发脓胸、脓气胸、肺大疱。
5）常合并循环系统、神经系统、消化系统功能障碍。
6）X线检查：可有小片状影，病变发展迅速，应在短期内重复摄片。
7）白细胞计数明显升高，中性粒细胞升高伴核左移和中毒颗粒。

五、辅助检查

1. 血常规检查
（1）病毒性肺炎：白细胞总数大多正常或降低。
（2）细菌性肺炎：白细胞总数及中性粒细胞升高，并有核左移。

2. 病原学检查
- （1）病毒分离：可诊断病毒性病原体。
- （2）细菌培养和涂片：可明确细菌性致病菌。
- （3）血清冷凝集试验：支原体肺炎可呈阳性。

3. 胸部X线检查 早期肺纹理增粗，以后出现大小不等的斑片状阴影，可融合成片。

六、治疗要点

（1）治疗原则：控制感染，改善通气功能，对症治疗，防止并发症。

（2）抗感染治疗

1）抗生素治疗
- A. 根据不同病原体选择敏感抗生素。
- B. 有效和安全是选择抗菌药物的首要原则。适宜剂量、合适疗程。重症患儿应静脉联合给药。
- ★C. 用药时间：一般用至热退且平稳、全身症状明显改善、呼吸道症状部分改善后3～5天。一般肺炎链球菌肺炎疗程7～10天，葡萄球菌肺炎在体温正常后2～3周可停药，一般总疗程≥6周。支原体肺炎平均用药10～14天。

2）抗病毒：可选用利巴韦林、α干扰素等。支原体肺炎首选大环内酯类抗生素，如红霉素、阿奇霉素等。

（3）对症治疗：止咳、平喘、退热、镇静、给氧，纠正水、电解质和酸碱平衡紊乱。

（4）糖皮质激素的应用

1）使用指征
- A. 严重喘憋或呼吸衰竭。
- B. 全身中毒症状明显。
- C. 合并感染中毒性休克。
- D. 脑水肿。
- E. 胸腔短期有较大量渗出。

2）常用地塞米松静脉滴注，疗程为3～5天。

（5）发生感染性休克、心力衰竭、中毒性肠麻痹、脑水肿等，应及时处理。

（6）脓胸和脓气胸者应及时穿刺引流。

七、主要护理诊断/问题

1. 气体交换受损 与肺部炎症有关。
2. 清理呼吸道无效 与呼吸道分泌物过多、黏稠，患儿体弱、无力排痰有关。
3. 体温过高 与肺部感染有关。
4. 营养失调 与摄入不足、消耗增加有关。

八、护理措施

1. 保持呼吸道通畅
- （1）保持室内空气新鲜，室温维持在18～22℃，湿度以60%为宜。
- （2）饮食宜少量多餐，避免过饱影响呼吸；喂哺母乳时应抱起喂，防止呛咳。
- （3）重症不能进食时，给予静脉输液，输液时严格控制输液量和滴注速度。
- （4）及时清除口鼻分泌物，分泌物黏稠者应用超声雾化，分泌物过多者应吸痰。
- （5）帮助患儿取合适体位（一般为头高位或半卧位），并经常翻身拍背，帮助痰液排出（方法是五指并拢，稍向内合掌，由下向上、由外向内地轻拍背部，边拍边鼓励患儿咳嗽）。
- （6）指导和鼓励患儿多饮水和进行有效的咳嗽。
- （7）根据病情和病变部位进行体位引流。
- （8）按医嘱给予祛痰剂。

2. 改善呼吸功能
- （1）凡有缺氧症状者应立即给氧
  - 1）一般采用鼻导管给氧：氧流量为0.5～1L/min，氧浓度不超过40%，氧气应湿化。
  - 2）缺氧明显者可用面罩给氧：氧流量为2～4L/min，氧浓度为50%～60%。
  - 3）若出现呼吸衰竭，则使用人工呼吸器。
- （2）做好呼吸道隔离，防止交叉感染。
- （3）护理操作应集中完成，以减少刺激，避免哭闹。
- （4）按医嘱使用抗生素治疗肺部炎症、改善通气，并注意观察药物的疗效和不良反应。

3.维持体温正常　发热者应注意体温的监测，警惕高热惊厥的发生。

4.密切观察病情
★（1）若患儿出现烦躁不安、面色苍白、呼吸加快（＞60次/分）、心率增快（＞180次/分）、心音低钝或奔马律、肝脏短期内迅速增大时，考虑肺炎合并心力衰竭，应立即报告医生，并立即减慢输液速度［★控制在5ml/（kg·h）］，做好给氧、强心、利尿等抢救准备。

★（2）若患儿突然口吐粉红色泡沫痰，应考虑为肺水肿，立即嘱患儿坐位，双腿下垂，给患儿吸入经20%～30%乙醇溶液湿化的氧气，间歇吸入，每次吸入不超过20min。

（3）若患儿出现烦躁、嗜睡、惊厥、昏迷等，应考虑为脑水肿、中毒性脑病，应立即报告医生并配合抢救。

（4）若患儿病情突然加重。体温持续不降或退而复升，咳嗽和呼吸困难突然加重，面色青紫，应考虑脓胸或脓气胸可能，及时报告医生并配合抢救。

（5）观察有无腹胀、肠鸣音减弱或消失、呕吐、便血情况，及时发现中毒性肠麻痹和消化道出血。

锦囊妙"记"

轻症肺炎易判断，固定湿啰是关键。发热咳嗽加气促，胸部平片助诊断。
重症肺炎累他系，消化神经与循环。改善通气抗感染，防并发症应密观。

九、健康指导

1.向患儿家长讲解肺炎的护理要点，经常变换体位，在患儿咳嗽时协助拍背。

2.指导家长合理喂养，喂养时以少食多餐为宜，保持患儿安静，避免呛咳。

3.出院后给患儿增加营养，加强体格锻炼，定期健康检查和预防接种。

4.注意气候变化，避免着凉，一旦发生上呼吸道感染，及时治疗，以免继发肺炎。

5.指导患儿不随地吐痰。

6.让家长了解所用药物名称、剂量、用法及不良反应。

要点回顾

1.小儿呼吸系统解剖及生理特点如何？婴幼儿易患呼吸道感染的免疫特点是什么？

2.小儿支气管肺炎区别于急性支气管炎的主要肺部听诊特点是什么？如何帮助肺炎患儿保持呼吸道通畅？

3.肺炎患儿抗生素治疗应该注意哪些问题？

4.肺炎合并心力衰竭时的临床表现怎样？肺炎患儿发生心力衰竭时应如何护理？

●○ 模拟试题栏——识破命题思路，提升应试能力 ○●

一、专业实务

A₁型题

1.属于上呼吸道的是
　A.喉　　　　　　　　B.肺
　C.气管　　　　　　　D.支气管
　E.呼吸性细支气管

2.小儿支气管肺炎最主要的病理生理改变是
　A.二氧化碳潴留　　　B.低氧血症
　C.代谢性酸中毒　　　D.心力衰竭
　E.病原体毒素作用

3.婴幼儿急性上呼吸道感染的临床特点是
　A.以咳嗽、咳痰为主

　B.以腹痛、腹泻为主
　C.以发热、全身症状为主
　D.以咽痛、头痛为主
　E.以鼻塞、流涕、打喷嚏为主

4.引起婴幼儿肺炎最常见的病原菌是
　A.肺炎链球菌　　　　B.A组溶血性链球菌
　C.B组溶血性链球菌　D.大肠埃希菌
　E.金黄色葡萄球菌

5.造成患儿睡眠打鼾的呼吸系统解剖生理基础是
　A.鼻腔狭小　　　　　B.潮气量小
　C.肺活量小　　　　　D.肺通气储备少
　E.气体弥散量小

6. 听音频，通过患儿咳嗽的特点判断可能
   患的疾病
   A. 急性扁桃体炎　　　B. 流感
   C. 急性感染性喉炎　　D. 急性上呼吸道感染
   E. 气管异物

A_2 型题

7. 患儿，男，6个月。发热，流鼻涕4天，今日烦躁
   不安，哭闹，摇头。体格检查：体温38.7℃，咽
   部充血明显，左耳外耳道有少许黄白色脓液，肺
   部听诊无异常。考虑患儿可能是上呼吸道感染合
   并中耳炎，引起的原因是
   A. 鼻窦发育差　　　　B. 鼻道狭窄
   C. 缺少分泌性IgA　　D. 咽鼓管宽、短、直
   E. 鼻腔血管丰富

8. 患儿，女，5个月。发热3天伴流清鼻涕，咳嗽，
   拒乳。体格检查：体温39℃，咽部充血明显，双
   肺正常。诊断为上呼吸道感染。引起该病的病原
   体主要是
   A. 细菌　　　　　　　B. 病毒
   C. 支原体　　　　　　D. 寄生虫
   E. 衣原体

9. 10个月婴儿，发热，咳嗽5天，呼吸32次/分，双
   肺可闻及少量易变的中、粗湿啰音，肺部听诊正
   常，初步诊断为
   A. 支气管肺炎　　　　B. 上呼吸道感染
   C. 支气管哮喘　　　　D. 急性扁桃体炎
   E. 支气管炎

10. 患儿，女，15个月。因低热、咳嗽4天入院，经
    诊断为急性支气管炎。入院后患者仍咳嗽频繁，
    痰较难咳出，伴烦躁、气促、面色发绀。护士应
    考虑患儿目前首要的护理诊断/问题是
    A. 气体交换受损　　　B. 体温过高
    C. 清理呼吸道无效　　D. 焦虑
    E. 活动无耐力

11. 患儿，女，1岁，2天前出现发热、声音嘶哑、
    喉鸣和吸气性呼吸困难、双肺可闻及管状呼吸
    音，心率加快，应初步考虑为
    A. 喘憋性肺炎　　　　B. 支气管哮喘
    C. 急性感染性喉炎　　D. 口服化痰药
    E. 口服止咳药

12. 患儿，男，6个月，2天来弛张高热、咳嗽、精
    神萎靡、食欲缺乏，时有呕吐，周围血白细胞
    $26×10^9/L$，查体见烦躁不安、气促、面色苍白，
    皮肤可见猩红热样皮疹，两肺可闻及中小湿啰

音，最可能的诊断为
   A. 肺炎链球菌肺炎
   B. 肺炎支原体肺炎
   C. 金黄色葡萄球菌肺炎
   D. 腺病毒性肺炎
   E. 呼吸道合胞体病毒性肺炎

13. 患儿，男，3岁。因高热、咳嗽、咳痰、气促入
    院，经确诊为肺炎。入院后患儿高热不退，今出
    现烦躁、呕吐，眼球向上凝视。体格检查：呼
    吸节律不整，心率148次/分，脑膜刺激征阴性。
    目前该患儿最可能并发了
    A. 流行性脑脊髓膜炎
    B. 流行性乙型脑炎
    C. 中毒性脑病
    D. 心力衰竭
    E. 感染性休克

14. 患儿，女，4岁，边玩耍边吃东西，不小心将果冻
    吸入气管，果冻最有可能会进入小儿的哪个部位

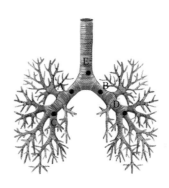

    A. A部位　　　　　　B. B部位
    C. C部位　　　　　　D. D部位
    E. E部位

15. 患儿，4岁。因肺炎入院治疗。入院时患儿拒绝
    治疗并哭闹不止。护士下列做法正确的是
    A. 对患儿拒绝治疗的行为进行批评
    B. 允许患儿用哭喊等方式发泄
    C. 不允许患儿把喜爱的玩具留在病房
    D. 多对患儿进行反面评价
    E. 尽可能地减少和患儿的交流和接触

16. 患儿，2岁。频繁咳嗽、呼气性呼吸困难伴喘息，
    两肺布满哮鸣音，无明显中毒症状，既往有类似
    发作史，无家族史。该患儿首先考虑为
    A. 支气管哮喘　　　　B. 哮喘性支气管炎
    C. 咽结合膜热　　　　D. 腺病毒性肺炎
    E. 疱疹性咽峡炎

17. 患儿，女，出生后5天。患新生儿感染性肺炎。

其早期最主要的临床特点是

A. 发热伴剧咳

B. 气急伴鼻翼扇动

C. 肺部密布细湿啰音

D. 反应差，口吐泡沫

E. X线摄片正常

18. 患儿，女，12个月，因发热咳嗽3天拟以支气管肺炎收入院，护士在巡视病房时发现该患儿烦躁喘憋加重，面色苍白，唇紫，查：呼吸70次/分，两肺广泛细湿啰音，心音低钝，心率180次/分，肝肋下3.5cm，考虑患儿发生了

A. 脓气胸　　　　　B. 气胸

C. 中毒性脑病　　　D. 心力衰竭

E. 循环衰竭

A₃/A₄型题

（19～20题共用题干）

患儿，男，2岁，体温38.4℃，咳嗽，流鼻涕，听诊双肺有干性及不固定湿啰音。

19. 该患儿可能患

A. 急性上呼吸道感染

B. 支气管肺炎

C. 急性支气管炎

D. 轻症肺炎

E. 重症肺炎

20. 该患儿患呼吸道感染，主要和下列哪种免疫球蛋白低下有关

A. SIgA　　　B. IgD　　　C. IgE

D. IgG　　　E. IgM

（21～23题共用题干）

患儿，女，2岁。3天前出现发热，犬吠样咳嗽，1天前出现烦躁不安、面色发绀。今日症状加重，急诊入院。体格检查：体温38.1℃，呼吸50次/分，心率152次/分，有明显三四征，可闻及吸气性喉鸣。

21. 该患儿最可能的诊断是

A. 急性上呼吸道感染

B. 肺炎合并心力衰竭

C. 急性感染性喉炎

D. 支气管哮喘

E. 支气管异物

22. 目前患儿首要的护理问题是

A. 清理呼吸道无效　　B. 气体交换受损

C. 低效性呼吸型态　　D. 体温过高

E. 知识缺乏

23. 以下哪项不是导致该疾病的原因

A. 小儿喉腔狭小　　　B. 黏膜血管丰富

C. 黏膜下组织疏松　　D. 炎症时易充血

E. 肺间质发育旺盛，肺泡数量少

二、实践能力

A₁型题

24. 如图片所示，目前首选的处理方法是

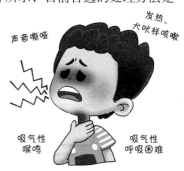

A. 地塞米松雾化吸入

B. 静脉滴注抗生素

C. 口服化痰药

D. 静脉滴注泼尼松

E. 用呼吸机进行机械通气

25. 重症肺炎和轻症肺炎的区别是

A. 持续高热　　　　　B. 唇周发绀，伴三凹征

C. 肺实变体征　　　　D. 咳嗽气促明显

E. 中毒症状明显，并累及全身其他系统

26. 有关急性支气管炎的治疗措施不当的是

A. 中医中药治疗　　　B. 对症处理

C. 补充水分　　　　　D. 适当休息

E. 常规应用抗生素

27. 小儿肺炎应用抗菌药物治疗时，其停药时间一般为

A. 体温正常，咳嗽消失

B. 体温正常后3～4天，症状消失

C. 体温正常后5～7天，肺部体征消失

D. 体温正常后6～10天，症状消失

E. 体温正常后5～7天，临床症状基本消失后3天

28. 对急性上呼吸道感染患者进行健康指导时，下列说法不正确的是

A. 接种疫苗后可以产生终生免疫力

B. 避免劳累过度

C. 避免到人多拥挤的场所

D. 保持环境整洁，房间通风

E. 坚持适宜的体育锻炼

A₂型题

29. 新生儿，日龄5天，反应差，拒奶，口吐白沫，呼吸浅促，唇绀。肺部听诊，双肺呼吸音粗，未闻及干、湿啰音，经血培养检查（＋），诊断为肺

炎链球菌性肺炎，首选的抗生素应为

A. 青霉素　　　　B. 氧氟沙星

C. 头孢菌素　　　D. 红霉素

E. 阿奇霉素

30. 患儿，男，2岁，有湿疹病史。3天前因受凉出现咳嗽、咳痰、哭闹，今日晨起出现喘息，哭闹时明显，且出现嘴唇发干，家长送急诊就诊。诊断为喘息性支气管炎。以下护理措施中错误的是

A. 有规律地为患儿拍背以利痰液排出

B. 适当减少活动量，注意休息

C. 保持室内温度18～22℃，湿度保持在50%～60%

D. 遵医嘱予激素雾化吸入

E. 予以免疫抑制剂治疗

31. 患儿，女，2岁，因为肺炎入院，医嘱给予心电监护，安静状态下患儿的生命体征如图所示，护士对监测结果判断正确的是

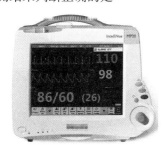

A. 心率减慢，呼吸减慢

B. 心率减慢，呼吸正常

C. 心率增快，呼吸增快

D. 心率、呼吸均正常

E. 血压下降，血氧饱和度正常

32. 关于上呼吸道感染患儿发热的护理措施，不正确的是

A. 保持室内温度适宜，空气清新

B. 保证营养和水分的摄入

C. 松解衣被，及时更换汗湿的衣服

D. 体温升至38℃时，给予乙醇擦浴

E. 注意观察是否有高热惊厥发生

33. 患儿，女，1岁，诊断为急性支气管炎3天，咳嗽、咳痰加重，评估患儿痰液黏稠，患儿自己难以咳出。清理患儿呼吸道首先应选用的方法是

A. 少量多次饮水

B. 体位引流

C. 继续鼓励患儿咳嗽排痰

D. 超声雾化吸入

E. 负压吸痰

34. 护士在观察肺炎患儿的病情时发现患儿发热持续不退，中毒症状加重，呼吸困难，频繁咳嗽，咳出大量脓痰，多提示可能并发了

A. 呼吸衰竭　　　B. 心力衰竭

C. 肺脓肿　　　　D. 肺不张

E. 中毒性肠麻痹

35. 因咳嗽5天伴发热2天的支气管炎患儿，不应采取的措施是

A. 经常变换体位　　B. 减少患儿活动

C. 室内湿度55%　　D. 给予镇静剂

E. 给予雾化吸入

36. 患儿，女，2个月，4天前因受凉出现发热，咳嗽，轻度喘憋，食欲减退，查体：体温38.9℃，心率150次/分，呼吸54次/分，口周稍发绀，鼻翼扇动，肺部听诊有中量湿啰音，如下图所示，此种吸氧方式的氧流量是

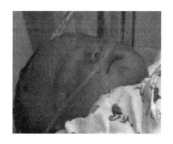

A. 0.5～1L/min　　B. 1.5～2L/min

C. 2～3L/min　　　D. 3～4L/min

E. 4L/min 以上

37. 患儿，男，4个月。因发热，咳嗽咳痰3天，气急伴发绀3h入院。体检：体温39.1℃，呼吸76次/分，双肺闻及细湿啰音，心率174次/分，心音低钝，肝肋下4cm。护士应给予患儿下列哪种体位

A. 端坐位　　　　B. 平卧位

C. 侧卧位　　　　D. 半卧位

E. 头低足高位

38. 患儿，女，10个月，体温39℃，咳嗽，气促，精神倦怠，双肺听诊可闻及固定性中细湿啰音。诊断为急性支气管肺炎，护士对患儿的护理，以下不正确的是

A. 体位采用半卧位或者头高位

B. 经常翻身更换体位减少肺部淤血

C. 及时注意吸痰以保持呼吸道通畅

D. 尽量少喂食，以防呛咳引起窒息

E. 输液时严格控制液量和速度，以防肺水肿

39. 观看视频，对于支气管肺炎的患儿，护士此操作应注意

A. 拍背时应由下向上，由内到外

B. 力度尽可能轻些

C. 拍背的部位是患儿的脊柱两侧

D. 手掌应呈平板状

E. 选择在患儿饱腹后进行

40. 患儿，男，7个月，因发热、咳嗽、气促就诊，诊断为肺炎入院，为了防止患儿发生并发症，护士应重点观察

A. 睡眠情况　　　　B. 进食情况

C. 大小便情况　　　D. 咳嗽频率及轻重

E. 心率和呼吸的改变

41. 患儿，女，11个月，1天前出现发热，体温37.6℃，犬吠样咳嗽，声音嘶哑，烦躁不安，安静时有吸气性喉鸣和三凹征，听诊双肺可闻及喉鸣音，心率加快，此患儿被诊断为急性感染性喉炎。护士采取的不正确的措施是

A. 及时吸氧

B. 立即药物降温

C. 烦躁时可用异丙嗪

D. 肾上腺皮质激素雾化吸入

E. 随时做好气管切开准备

A₃/A₄型题

（42～44题共用题干）

患儿，女，15个月，发热，咳嗽3天，似支气管肺炎收入院。入院第2天，突出现烦躁不安，呼吸快，面色苍白。查体：体温39℃，呼吸63次/分，心率178次/分，心音低钝，两肺可闻及明显的细湿啰音，肝肋下4cm。

42. 该患儿最可能并发了

A. 中毒性脑病　　　B. 急性呼吸衰竭

C. 脓气胸　　　　　D. 肺大疱

E. 急性心力衰竭

43. 该患儿治疗措施最关键的是

A. 大剂量使用镇静剂

B. 间断吸氧

C. 使用利尿剂

D. 使用快速洋地黄制剂

E. 吸痰，清理呼吸道

44. 针对患儿的护理措施，错误的是

A. 避免各种刺激　　B. 备好抢救用品

C. 患儿取半卧位　　D. 面罩给氧

E. 快速补充液体

（45～46题共用题干）

患儿，男，7个月，3天前受凉后出现发热、鼻塞严重、拒食、烦躁不安等上呼吸道感染表现。

45. 导致鼻塞时，使用的滴鼻液是

A. 0.1%的麻黄碱　　B. 0.2%的麻黄碱

C. 0.5%的麻黄碱　　D. 2%的麻黄碱

E. 5%的麻黄碱

46. 护士应选择在什么时候用滴鼻液

A. 哺乳后5min　　　B. 哺乳前5min

C. 哺乳前15min　　　D. 哺乳前1h

E. 每小时一次

（47～50题共用题干）

患儿，男，8岁，发热，体温39.7℃。咳嗽，食欲缺乏，全身乏力，精神倦怠。一开始为干咳，现有少量痰液。体检双肺呼吸音增粗，可闻及散在的干湿啰音。胸片显示双肺大小不等的片状阴影。

47. 护士提出的最主要的护理问题是

A. 营养失调　　　　B. 体液不足

C. 体温过高　　　　D. 活动无耐力

E. 清理呼吸道无效

48. 护士首先应给予的护理措施是

A. 立即降温　　　　B. 少量多餐

C. 雾化吸入　　　　D. 氧气吸入

E. 静脉补充高营养

49. 护士给患儿乙醇擦浴降温，以下哪个是非正确的擦浴部位

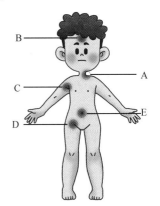

A. A部位　　　B. B部位　　　C. C部位

D. D部位　　　E. E部位

50. 护士指导患儿家长配制饮食，应该选择

A. 多进甜食　　　　B. 高盐饮食

C. 低纤维饮食　　　D. 多饮水

E. 多喝碳酸饮料

（苏春梅）

第8章 循环系统疾病患儿的护理

第1节 儿童循环系统的解剖生理特点

一、概述

1. **心脏的发育** 胚胎期第2～8周是心脏发育的关键期，先天性心脏畸形的发生主要在此期。
2. **心脏的位置** 新生儿和2岁以下婴幼儿心脏多为横位，心尖冲动在胸骨左侧第4肋间锁骨中线外；2岁以后心脏由横位逐渐转成斜位，3～7岁心尖冲动下移至胸骨左侧第5肋间锁骨中线处；7岁以后心尖冲动逐渐移到锁骨中线以内0.5～1.0cm。

二、心率

1. **儿童心率较快** 随着年龄的增长而逐渐减慢，不同年龄儿童心率见表8-1。
2. **儿童心率易受各种因素影响** 如进食、活动、哭闹和发热等因素都可使心率加快，故宜在儿童安静时测量。一般体温每升高1℃，心率增快10～15次/分。

表8-1 不同年龄儿童的心率

年龄	心率	年龄	心率
新生儿	120～140次/分	4～7岁	80～100次/分
1岁以内	110～130次/分	8～14岁	70～90次/分
2～3岁	100～120次/分		

锦囊妙"记" 8岁之前，儿童年龄每增加1岁，心率减慢10次/分。因此，记住了新生儿心率后，其他年龄的心率就可以推导出来了。

三、血压

1. 新生儿收缩压平均为60～70mmHg，1岁时收缩压为70～80mmHg，★2岁以后收缩压＝年龄×2+80mmHg。
2. ★舒张压为收缩压的2/3。
3. 若所测得血压高于此标准20mmHg则为高血压，低于此标准20mmHg则为低血压。
4. 为儿童测血压时，袖带的宽度为儿童上臂的2/3。袖带过宽，可使测得的血压数值偏低，过窄则血压偏高。

第2节 先天性心脏病

一、概述 先天性心脏病是胎儿时期心脏及大血管发育异常而导致的先天性畸形，是儿童最常见的心脏病。

二、病因

1. **遗传因素** 主要是单基因与染色体异常。
2. **环境因素** 宫内感染（是主要原因）、大量接触放射线、药物影响、孕母患有各种代谢性疾病或宫内缺氧的各种慢性疾病。

三、分类 根据左右心腔或大血管之间有无分流和临床有无出现青紫，可将先天性心脏病分为三类。

1. 左向右分流型（潜伏青紫型） 包括房间隔缺损、室间隔缺损（最常见）、动脉导管未闭。
2. 右向左分流型（青紫型） 包括法洛四联症。
3. 无分流型（无青紫型） 包括主动脉缩窄、肺动脉狭窄、右位心等。

四、临床表现

1. 左向右分流型

（1）共同表现

　1）乏力，气促，活动后心悸，多汗，喂养困难，生长发育落后，消瘦。
　2）当剧烈哭闹或患肺炎时，可使肺动脉压或右心压力升高并超过左心，血液变为右向左分流，出现暂时性青紫，动脉导管未闭患儿表现为下肢青紫明显（称差异性青紫）。
　3）晚期形成梗阻型肺动脉高压，显著时出现持续性青紫，称为艾森门格综合征。
　4）并发症：反复呼吸道感染（最常见）、充血性心力衰竭、亚急性细菌性心内膜炎等。

（2）不同表现

　1）房间隔缺损：胸骨左缘第2～3肋间可闻及Ⅱ～Ⅲ级收缩期喷射性杂音，P_2亢进，有固定分裂。
　2）室间隔缺损：胸骨左缘第3～4肋间可闻及Ⅲ～Ⅴ级全收缩期杂音，P_2亢进。
　3）动脉导管未闭：胸骨左缘第2～3肋间可闻及响亮的连续性机器样杂音，P_2亢进；因脉压增大，周围血管征阳性，可见毛细血管搏动，触到水冲脉，可闻及股动脉枪击音。

2. 右向左分流型 法洛四联症是最常见的青紫型先天性心脏病，包括肺动脉狭窄、室间隔缺损、主动脉骑跨和右心室肥厚四种畸形，其中肺动脉狭窄为重要畸形。

（1）临床表现：与肺动脉狭窄程度有关。

　1）青紫：为主要表现。多于出生后3～6个月逐渐出现，见于毛细血管丰富的部位，如唇、指（趾）、甲床、球结膜等。
　2）杵状指（趾）。
　3）蹲踞现象：蹲踞时体循环阻力增加，右向左分流减少，缺氧症状可暂时缓解。
　4）缺氧发作：晕厥、抽搐甚至死亡。
　5）胸骨左缘第2～4肋间可闻及Ⅱ～Ⅲ级收缩期喷射性杂音。

（2）并发症：常见脑血栓、脑脓肿、亚急性细菌性心内膜炎、红细胞增多症。

五、辅助检查

（1）胸部X线检查

　1）左向右分流型：心影增大，肺动脉段突出，肺野充血，可见肺门"舞蹈"征。
　2）右向左分流型：法洛四联症心影呈靴形，即心尖上翘、肺动脉段凹陷，两侧肺纹理减少，透亮度增加（图8-1）。

（2）心电图：提示心房、心室增大等，对先天性心脏病的诊断有帮助。

（3）超声心动图：能确定畸形的部位、性质等。

（4）心导管检查和心血管造影。

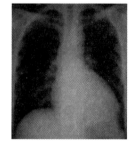

图8-1 法洛四联症靴形心

锦囊妙"记"　室缺房缺管未闭，皆左向右分流型，体少肺多常感染，肺门舞蹈还充血。右向左型有法洛，四联主要看肺窄，青紫喜蹲因缺氧，心呈靴形脑血栓。

六、治疗要点

1. 内科治疗 加强护理，保护心功能，预防感染，防治并发症，使患儿安全到达手术年龄。新生儿、早产儿出生后1周内用吲哚美辛（消炎痛）以促进导管关闭。
2. 外科治疗 原则上以手术根治为主，症状轻或无症状者，可于2～9岁择期行根治手术，重者可先做姑息分流手术，待一般情况改善后再做选择性根治手术。

七、护理诊断/问题

1. 活动无耐力　与体循环血量减少或血氧饱和度下降有关。
2. 营养失调：低于机体需要量　与组织缺氧使喂养困难有关。
3. 生长发育迟缓　与体循环血量减少、组织缺氧有关。
4. 有感染的危险　与肺循环血流量增多、机体免疫力低下有关。
5. 潜在并发症：肺炎、充血性心力衰竭、脑血栓等。
6. 焦虑　与家长担心患儿疾病预后、手术等因素有关。

八、护理措施

1. 建立合理的生活制度　休息可减轻心脏负荷，减少耗氧量。病情较轻者可适当活动，严重者需卧床休息。应集中治疗及护理，避免患儿情绪激动和哭闹。

2. 合理喂养
（1）供给高热量、高蛋白和高维生素饮食。
（2）少量多餐，防止过饱。必要时喂养前先吸氧，每次哺乳时间可适当延长，避免呛咳和呼吸困难。
（3）对有心力衰竭者，适当限制食盐摄入。

3. 预防感染
（1）避免受凉。保护性隔离，防止交叉感染。
（2）做小手术，如拔牙、扁桃体切除术时应给予抗生素预防感染，以防止感染性心内膜炎的发生。

4. 注意观察病情，防治并发症
（1）法洛四联症患儿哭闹、活动、喂哺、便秘后可引起缺氧发作，一旦发生应立即将患儿置于膝胸卧位，给予吸氧，及时报告医生，准备吗啡、普萘洛尔等急救药品。
（2）法洛四联症患儿发热、过度出汗、吐泻严重等导致体液不足，加重血液浓缩，应注意供给充足液体，防止脑血栓形成。
（3）出现烦躁不安、心率增快、面色苍白、呼吸困难、端坐呼吸、水肿等心力衰竭表现时立即置患儿于半卧位，吸氧，立即报告医生并按心力衰竭护理。

5. 对症护理
（1）呼吸困难、青紫：给予半卧位休息，吸氧，若有烦躁者可给予镇静剂。
（2）水肿：给予无盐或少盐易消化饮食；尿少者，遵医嘱给利尿剂；每周测量体重2次，严重水肿者，每日测1次；每日做皮肤护理2次，如有皮肤破损应及时处理。
（3）咳嗽、咯血：应绝对卧床休息，抬高床头，应备好吸痰器、痰瓶，必要时协助患儿排痰。
（4）便秘：保持大便通畅，多食富含纤维素的食物。若超过2天未大便，遵医嘱给予缓泻剂。

6. 药物治疗
（1）服用洋地黄类药物前数脉搏1min，脉搏次数过低，年长儿低于60～70次/分，婴幼儿低于80～90次/分，应暂停用药并立即通知医生。
（2）应用洋地黄类药物期间禁用钙剂；注意水电解质平衡，防止低钾引起洋地黄中毒。
（3）注意有无洋地黄中毒反应：胃肠道表现（食欲缺乏、恶心、呕吐等）、神经系统表现（头晕、嗜睡、视物模糊或黄、绿视）、心血管表现（室性期前收缩、心动过缓等）。
（4）用药观察：出现心音有力、脉搏减慢、呼吸平稳，口唇、指甲发绀好转，提示治疗有效。

7. 心理护理　关心爱护患儿，消除家长焦虑、紧张的情绪。

九、健康指导

1. 指导家长合理安排患儿生活制度，适当活动，注意休息，防止加重心脏负担。
2. 指导家长合理安排患儿的饮食，给予高热量、高蛋白、高维生素、易消化的饮食，少量多餐，多食富含膳食纤维的食物等，保证大便通畅。
3. 做好用药指导，强调家长应遵医嘱用药，不要自行调整剂量及用药次数，学会观察药物不良反应。
4. 指导家长学会观察心力衰竭、脑缺氧等表现，一旦发生应及时就医。
5. 指导家长如何预防各种感染，尤其是呼吸道感染。
6. 叮嘱家长对于法洛四联症患儿应注意饮食卫生，避免因腹泻、呕吐等导致脱水，可引起脑血栓。
7. 定期到医院进行随访。

要点回顾

1. 心脏发育的关键时期是什么时候？新生儿的心率是多少？2岁以后儿童的收缩压和舒张压如何计算？
2. 先天性心脏病如何分类？每种类型包括了哪些先天性心脏病？最常见的先天性心脏病是什么？
3. 左向右分流型先天性心脏病有什么共同表现？法洛四联症的主要表现有哪些？
4. 法洛四联症患儿脑缺氧发作时应采取什么体位及准备什么急救药品？
5. 应用洋地黄类药物应注意什么？

●○ 模拟试题栏——识破命题思路，提升应试能力 ○●

一、专业实务

A₁型题

1. 预防先天性心脏病的关键时期是胚胎发育的
   A. 第2～4周　　　　B. 第2～6周
   C. 第4～6周　　　　D. 第2～8周
   E. 第8～10周

2. 先天性心脏病病因的环境因素中最主要的是
   A. 宫内感染
   B. 接触大量放射线
   C. 孕妇患代谢紊乱性疾病
   D. 孕母早期服药史
   E. 妊娠早期饮酒、吸食毒品

3. 与先天性心脏病的发病无关的是
   A. 染色体易位与畸变
   B. 宫内病毒感染
   C. 孕母接触过量放射线
   D. 药物营养
   E. 产伤

4. 下列关于儿童血压的描述，错误的是
   A. 新生儿收缩压平均为60～70mmHg
   B. 1岁时收缩压平均为70～80mmHg
   C. 下肢的血压比上肢约高20mmHg
   D. 舒张压为收缩压的1/3
   E. 2岁以后收缩压为年龄×2+80mmHg

5. 最常见的先天性心脏病是
   A. 房间隔缺损　　　B. 室间隔缺损
   C. 动脉导管未闭　　D. 法洛四联症
   E. 主动脉缩窄

6. 属于青紫型先天性心脏病的是
   A. 房间隔缺损　　　B. 室间隔缺损
   C. 动脉导管未闭　　D. 法洛四联症
   E. 主动脉缩窄

A₂型题

7. 患儿，女，3岁，护士为其测量血压，表明此患儿收缩压正常的测量值是
   A. 45mmHg　　　　B. 65mmHg
   C. 85mmHg　　　　D. 105mmHg
   E. 115mmHg

8. 患儿，男，4岁。生长发育缓慢，曾患肺炎3次，剧烈活动后气促，有时出现发绀。查体：胸骨左缘第2～3肋间可闻及Ⅱ～Ⅲ级收缩期杂音，肺门"舞蹈"征明显。应首先考虑的疾病是
   A. 室间隔缺损　　　B. 房间隔缺损
   C. 肺动脉狭窄　　　D. 法洛四联症
   E. 动脉导管未闭

9. 先天性心脏病患儿，男，7岁，因龋齿需拔牙，医生在拔牙前给予抗生素的目的是
   A. 提高免疫力　　　B. 减少牙龈炎的发生
   C. 避免感冒　　　　D. 防止感染性心内膜炎
   E. 预防充血性心力衰竭

10. 患儿，女，6岁。6个月时出现啼哭、活动后气促，乏力，口唇及指（趾）端发绀，喜欢下蹲，可见杵状指。首先考虑的疾病是
    A. 房间隔缺损　　　B. 室间隔缺损
    C. 动脉导管未闭　　D. 法洛四联症
    E. 病毒性心肌炎

11. 患儿，男，6个月。自小哭闹时出现口唇发绀、全身青紫明显，首先应考虑
    A. 房间隔缺损　　　B. 室间隔缺损
    C. 动脉导管未闭　　D. 法洛四联症
    E. 病毒性心肌炎

12. 患儿，男，2岁。诊断为室间隔缺损。3天前受凉后出现发热，咳嗽，今天突然呼吸急促，三凹征明显，发绀，尿少，急诊入院。查体：体温

38℃，心率170次/分，呼吸65次/分，肝肋下5cm。此时首选的治疗药物为

A. 激素　　　　　B. 保肝药物

C. 抗生素　　　　D. 强心苷

E. 退热剂

13. 患儿，女，4岁。经常感冒，活动后气促，胸骨左缘第2肋间闻及粗糙响亮的连续性机器样杂音，闻及股动脉枪击音，诊断应考虑

A. 房间隔缺损　　B. 室间隔缺损

C. 动脉导管未闭　D. 法洛四联症

E. 肺动脉狭窄

14. 法洛四联症患儿于行走时喜下蹲片刻再走，这样做主要是能使

A. 组织耗氧减少

B. 心脑供血量增加

C. 漏斗部肌肉痉挛缓解

D. 腔静脉回心血量减少

E. 体循环阻力增加，使右向左分流减少

15. 患儿，男，2岁，诊断为法洛四联症，近3天排蛋花汤样便，每日10余次，护理此患儿时要注意保证入量、防止脱水，其目的是防止

A. 电解质紊乱　　B. 休克

C. 血栓栓塞　　　D. 心力衰竭

E. 肾衰竭

A_3/A_4型题

（16～18题共用题干）

患儿，女，4个月。消瘦，乏力气促，因支气管肺炎住院治疗，体格检查中发现有心脏杂音，经检查诊断为室间隔缺损。

16. 该疾病属于先天性心脏病中的

A. 左向右分流型　B. 右向左分流型

C. 无分流型　　　D. 青紫型

E. 以上都不是

17. 室间隔缺损最常见的并发症是

A. 脑血栓　　　　B. 支气管肺炎

C. 脑脓肿　　　　D. 感染性心内膜炎

E. 充血性心力衰竭

18. 如果患儿服用洋地黄，正确的用药护理是

A. 服药前数脉搏　B. 服药后数脉搏

C. 药物饭前服用　D. 药物饭后服用

E. 与钙剂同时服用

二、实践能力

A_1型题

19. 早产儿动脉导管未闭可于出生后1周内应用

A. 吲哚美辛　　　B. 普萘洛尔

C. 维生素A　　　D. 维生素K_1

E. 吗啡

20. 护理法洛四联症患儿时要保证液体入量，避免脱水，主要目的是

A. 防止心力衰竭　B. 预防并发肺炎

C. 防止休克　　　D. 防止形成脑血栓

E. 补充能量

21. 下列关于先天性心脏病的护理，错误的是

A. 注意避免环境温、湿度的过度变化

B. 少量多餐，耐心喂养

C. 活动要适度

D. 免于预防接种

E. 法洛四联症患儿应预防脱水，防止脑血栓

22. 法洛四联症患儿缺氧发作时宜采取的体位是

A. 平卧位　　　　B. 膝胸卧位

C. 避免感冒　　　D. 防止感染性心内膜炎

E. 预防充血性心力衰竭

23. 下列疾病中最早出现青紫的是

A. 房间隔缺损　　B. 室间隔缺损

C. 动脉导管未闭　D. 法洛四联症

E. 右位心

24. 1岁以内患儿并发心力衰竭最为多见的原因是

A. 心肌炎　　　　B. 心律失常

C. 细菌性心内膜炎　D. 先天性心脏病

E. 心肌缺血缺氧性疾病

A_2型题

25. 患儿，男，1岁。出生后6个月诊断为动脉导管未闭。昨天因出现发热、咳嗽来诊，护士在查体过程中有可能发现的特殊表现是

A. 杵状指　　　　B. 蹲踞现象

C. 缺氧发作　　　D. 周围血管征

E. 黄绿视

26. 患儿，男，7岁。出生后青紫，生长发育落后，杵状指（趾），喜蹲踞，诊断为法洛四联症。2天前，出现腹泻，每日10余次；今天前，突然出现头晕，右侧肢体活动无力，该患儿可能并发了

A. 脑炎　　　　　B. 脑栓塞

C. 硬膜下积液　　D. 脑出血

E. 脑疝

27. 患儿，男，12岁。诊断为室间隔缺损，拟次日行室间隔缺损修补术，护士在下午巡视病房时发现患儿哭闹，不肯入睡，称其不想手术，此时患儿的主要护理问题是

A. 活动无耐力

B. 营养失调：低于机体需要量

C. 焦虑

D. 潜在并发症：心力衰竭

E. 生长发育迟缓

28. 患儿，男，2岁。哭闹时出现口唇发绀，胸骨左缘可闻及收缩期杂音，考虑为先天性心脏病最具有诊断价值的检查是

A. 心电图　　　　B. X线检查

C. 超声心动图　　D. CT检查

E. 心肌酶检查

A_3/A_4 型题

（29～31题共用题干）

患儿，女，4岁。患有先天性心脏病，平时服用地高辛维持心功能，现患儿因肺炎诱发急性心力衰竭，护士遵医嘱用毛花苷C，患儿出现恶心、呕吐、视力模糊。

29. 该患儿可能发生了

A. 心力衰竭加重　　B. 肺炎加重

C. 消化道感染　　　D. 强心苷中毒

E. 室间隔缺损的表现

30. 此时应采取的措施是

A. 立即停用强心苷并通知医生

B. 禁食含钾丰富的食物

C. 吸入乙醇湿化的氧气

D. 止吐

E. 减慢输液速度

31. 如果患儿因病情需要补钙，与强心苷至少要间隔的时间是

A. 2h　　　　　B. 4h　　　　　C. 7h

D. 8h　　　　　E. 10h

（32～35题共用题干）

患儿，3岁。自幼喂养困难，出生后4个月起发现口唇发绀，哭闹后加剧，会走后常有蹲踞，平日不爱活动。体检：体格瘦小，面色苍白，心前区隆起，胸骨左缘第2～4肋间有Ⅲ期收缩期喷射性杂音。初步考虑为法洛四联症。

32. 法洛四联症由4种畸形组成，不包括

A. 肺动脉狭窄　　B. 室间隔缺损

C. 主动脉骑跨　　D. 左心室肥厚

E. 右心室肥厚

33. 法洛四联症最重要的畸形是

A. 肺动脉狭窄　　B. 室间隔缺损

C. 主动脉骑跨　　D. 左心室肥厚

E. 右心室肥厚

34. 该患儿典型的X线表现是

A. 心影呈靴形　　B. 右心室增大

C. 肺动脉凹陷　　D. 肺野清晰

E. 左心室增大

35. 该患儿喜欢蹲踞的原因是

A. 蹲踞时体循环阻力增加，右向左分流减少，可缓解缺氧

B. 蹲踞时体循环阻力降低，右向左分流减少，可缓解缺氧

C. 蹲踞时体循环阻力增加，右向左分流增多，可缓解缺氧

D. 蹲踞时体循环阻力降低，右向左分流增多，可缓解缺氧

E. 患儿偷懒

（杜艳丽）

第9章　血液系统疾病患儿的护理

═══ 考点提纲栏——提炼教材精华，突显高频考点 ═══

第1节　儿童造血和血液特点

一、造血特点

1. 胚胎期造血
   - （1）中胚叶造血期：胚胎期造血最早出现在中胚叶的卵黄囊。
   - （2）肝脾造血期：第6～8周肝脏开始造血，到胎儿中期逐渐成为主要造血部位。
   - （3）骨髓造血期：骨髓从胚胎4个月开始造血，并迅速成为胎儿后期的主要造血器官。

2. 出生后造血
   - （1）骨髓造血：骨髓是出生后的主要造血场所。婴幼儿期所有的骨髓均为红骨髓，全部参与造血。5～7岁后长骨骨干中的骨髓出现脂肪细胞（黄骨髓），黄骨髓具有造血潜能。到需要造血增加时，黄骨髓可转变为红骨髓参与造血。
   - ★（2）骨髓外造血：是儿童造血器官的一种特殊反应。当发生严重感染或贫血等需要造血增加时，肝、脾和淋巴结恢复到胎儿时期的造血状态，称为骨髓外造血，当感染和贫血纠正后即可恢复正常。

二、血液特点

1. 红细胞和血红蛋白量　出生时红细胞计数为（5～7）$\times 10^{12}$/L，血红蛋白可高达150～220g/L。出生后红细胞数和血红蛋白量逐渐降低，至出生后2～3个月，红细胞数降至3.0×10^{12}/L，血红蛋白量降至100g/L，出现轻度贫血，称为生理性贫血。3个月后，随着红细胞生成素增加，红细胞数和血红蛋白量又逐渐上升，到12岁达成人水平。

2. 白细胞　出生时白细胞总数为（15～20）$\times 10^9$/L，出生后6～12h可增高到（21～28）$\times 10^9$/L，以后逐渐下降，婴儿时期维持在10×10^9/L左右，8岁后接近成人水平。
   白细胞分类计数主要为中性粒细胞同淋巴细胞比例的变化。出生时中性粒细胞占优势，约占65%；淋巴细胞占30%。随着白细胞总数下降，中性粒细胞比例也相应下降，出生后4～6天两者比例相等，出现第一次交叉，以后淋巴细胞比例占优势，4～6岁时，两者比例再次相等，形成第二次交叉。7岁后两者的比例与成人相似。

3. 血小板　与成人相似，为（150～250）$\times 10^9$/L。

第2节　儿童贫血的分度及分类

一、儿童贫血诊断标准

根据世界卫生组织（WHO）的贫血诊断标准，6个月至6岁儿童血红蛋白＜110g/L，6～14岁儿童血红蛋白＜120g/L为贫血。我国小儿血液会议（1989年）建议，新生儿血红蛋白＜145g/L；1～4个月＜90g/L；4～6个月＜100g/L为贫血。

二、贫血分度　贫血的分度见表9-1。

表9-1 贫血的分度

项目	轻度	中度	重度	极重度
血红蛋白（g/L）	90～120	60～90	30～60	< 30
红细胞（×10^{12}/L）	3～4	2～3	1～2	<1
新生儿血红蛋白（g/L）	120～144	90～120	60～90	< 60

三、贫血分类

1. 病因分类
- （1）红细胞和血红蛋白生成不足：造血物质缺乏是儿童贫血最常见的原因，如缺铁性贫血、巨幼细胞贫血等。骨髓造血功能障碍也可引起贫血，如再生障碍性贫血等。其他如感染、炎症、癌症及慢性肾脏病也可导致贫血。
- （2）溶血。
- （3）贫血。

2. 形态学分类　根据平均红细胞体积（MCV）、平均红细胞血红蛋白含量（MCH）和平均红细胞血红蛋白浓度（MCHC）的测定结果，可将贫血分为大细胞性贫血、正细胞性贫血、单纯小细胞性贫血和小细胞低色素性贫血。

第3节　营养性缺铁性贫血

一、概述
营养性缺铁性贫血是儿童贫血中最常见的类型，是由于体内铁的缺乏导致血红蛋白合成减少而引起的一种小细胞低色素性贫血。多见于6个月至2岁婴幼儿，是我国儿童保健重点防治的"四病"之一。

二、病因
- （1）铁的储存不足。
- （2）铁摄入不足：是缺铁性贫血的主要原因。
- （3）生长发育快。
- （4）铁的吸收减少。
- （5）铁的丢失过多。

锦囊妙"记"

缺铁性贫血病因

成人为长期慢性失血，儿童为铁摄入不足。

三、临床表现

1. 一般贫血表现　起病缓慢，皮肤黏膜苍白，以唇、口腔黏膜及甲床等处最明显。易疲乏，年长儿诉头晕、耳鸣、眼前发黑等。

2. 骨髓外造血表现　肝、脾、淋巴结轻度增大。

3. 非造血系统表现
- （1）消化系统：食欲减退、呕吐、腹泻、异食癖、口腔炎等。
- （2）神经系统：烦躁不安或萎靡不振、注意力不集中、记忆力减退等。
- （3）循环系统：心率增快，心脏扩大或心前区可闻及收缩期杂音，重者可出现心力衰竭。
- （4）其他表现：头发枯黄、反甲等。

四、辅助检查
- ★1. 血常规　血红蛋白降低比红细胞数降低更明显，呈小细胞低色素性贫血。
- 2. 铁代谢检查　血清铁下降，血清铁蛋白降低，总铁结合力升高。

五、治疗要点
- 1. 祛除病因　是首要措施，也是治疗的关键。
- ★2. 铁剂治疗　常用硫酸亚铁。
- 3. 输血治疗　重度贫血可输血。

六、护理诊断/问题

1. 营养失调：低于机体需要量　与铁的摄入不足、储存不足、吸收减少、丢失过多等有关。
2. 活动无耐力　与贫血致组织、器官缺氧有关。
3. 有感染的危险　与机体免疫功能降低有关。
4. 潜在并发症　心力衰竭。

七、护理措施

（1）增加铁的摄入量

　1）调整饮食，补充含铁丰富的食物。提倡母乳喂养，按时添加含铁丰富的食物如动物肝脏、动物血、瘦肉、蛋黄、豆类、紫菜、黑木耳、海带等。纠正不良饮食习惯，避免偏食、挑食等。

　2）按医嘱正确使用铁剂。

　　A. 口服铁剂：服用铁剂时应注意从小剂量开始，在两餐间服用，减少对胃肠道的刺激；可与维生素C、果汁等同服，以促进铁的吸收；不能与茶、咖啡、牛乳、钙片等同服，会影响铁的吸收。服用液体铁剂时可用吸管服用或服药后漱口，以防牙齿染黑；服用铁剂后大便可变黑，应向家长说明。

　　B. 注射铁剂：注射铁剂时，应深部肌内注射，注射前更换新针头，即抽药和给药用不同的针头，每次应更换注射部位。首次注射后应观察1h，警惕有无过敏现象的发生。

　　C. 疗效观察和疗程：用药2～3天后，网织红细胞开始上升，5～7天达高峰，治疗1～2周后血红蛋白逐渐上升。铁剂用至血红蛋白正常后再补充6～8周。

（2）合理休息和活动。
（3）预防感染。

锦囊妙"记"

茶咖牛奶与钙剂，别与铁剂来同服。
得吃维C和果汁，还要小量两餐间。

八、健康指导

1. 孕妇及哺乳期妇女多吃含铁丰富的食物。
2. 提倡母乳喂养，早产儿和低体重儿自2个月后开始给予铁剂预防；足月儿4个月开始及时添加含铁丰富的辅食。

第4节　营养性巨幼细胞贫血

一、概述　营养性巨幼细胞贫血是由于体内缺乏维生素B_{12}和（或）叶酸引起的一种大细胞性贫血。多见于2岁以下婴幼儿。

★二、病因

（1）摄入不足：单纯母乳喂养，未及时添加辅食均可引起维生素B_{12}和（或）叶酸摄入不足。年长儿挑食、偏食亦可引起维生素B_{12}和（或）叶酸缺乏。
（2）需要量增加。
（3）吸收障碍。
（4）疾病或药物影响。

三、临床表现

1. 一般贫血表现　起病缓慢。面色蜡黄，虚胖，毛发稀疏细黄。常伴有肝脾大。
2. 神经、精神症状　患儿烦躁不安、易怒。维生素B_{12}缺乏者可出现反应迟钝、表情呆滞、少哭不笑，智能、动作发育落后甚至倒退现象。肢体、头部或全身震颤甚至抽搐。

四、辅助检查

★（1）血常规：红细胞数减少比血红蛋白减少明显，呈大细胞性贫血。
（2）骨髓象：增生明显活跃，以红细胞系统增生为主，各期幼红细胞出现巨幼变。
（3）血清维生素B_{12}和叶酸降低。

五、治疗要点 祛除病因、调整饮食、补充维生素B_{12}和叶酸、防治感染。

六、护理诊断/问题

1. 营养失调：低于机体需要量 与维生素B_{12}和（或）叶酸摄入不足、吸收不良等有关。
2. 活动无耐力 与贫血导致组织缺氧有关。
3. 生长发育改变 与贫血、营养不足、维生素B_{12}缺乏影响生长发育有关。
4. 有受伤的危险 与肢体震颤及抽搐有关。

七、护理措施

★（1）补充维生素B_{12}和叶酸

1）调整饮食，改善营养：改善乳母营养，及时添加富含维生素B_{12}和叶酸的辅食。
2）按医嘱用药，观察用药疗效：用药2～4天后，患儿精神好转，网织红细胞升高，2～6周后血常规恢复正常，神经、精神状态恢复较慢。服用叶酸时可加服维生素C，恢复期加铁剂。如单纯维生素B_{12}缺乏时，不宜加用叶酸，可能会加重神经系统症状。

（2）合理休息和活动。

（3）监测生长发育。

（4）防止患儿受伤。

八、健康指导

1. 孕妇及哺乳期妇女须多食富含维生素B_{12}和叶酸的食物。
2. 婴儿按时添加富含维生素B_{12}和叶酸的辅食。
3. 培养良好的饮食习惯。

要点回顾

1. 什么是生理性贫血？儿童中性粒细胞与淋巴细胞何时相等？
2. 世界卫生组织的儿童贫血诊断标准是什么？
3. 儿童缺铁性贫血最主要的病因是什么？血常规有什么特点？
4. 口服铁剂的注意事项有哪些？最早反映铁剂治疗有效的指标是什么？补铁的疗程要多久？
5. 巨幼细胞贫血患儿有何神经、精神症状？血常规有何特点？

●○ 模拟试题栏——识破命题思路，提升应试能力 ○●

一、专业实务

A₁型题

1. 儿童时期主要的造血场所是
   A. 肝脏　　　B. 脾脏　　　C. 淋巴结
   D. 骨髓　　　E. 胸腺

2. 儿童血液中性粒细胞与淋巴细胞的第二次比例相等发生在出生后
   A. 4～6天　　　B. 4～6周
   C. 4～6个月　　　D. 4～6岁
   E. 6岁以后

3. 骨髓造血开始于
   A. 胚胎第3周　　　B. 胚胎第6周
   C. 胚胎第8周　　　D. 胚胎第4个月
   E. 出生后

4. 关于营养性缺铁性贫血的病因，下列提法哪项不妥

A. 先天储铁不足　　　B. 铁的摄入不足
C. 铁需要量增加　　　D. 红细胞破坏过多
E. 铁的丢失过多

5. 下列不宜与铁剂同时服用的是
   A. 维生素C　　　B. 牛奶
   C. 果汁　　　D. 肉类
   E. 橘子

A₂型题

6. 一儿童血红细胞$2.5×10^{12}$/L，血红蛋白70g/L，该儿童可能是
   A. 正常血常规　　　B. 轻度贫血
   C. 中度贫血　　　D. 重度贫血
   E. 极重度贫血

7. 按照WHO的标准，一儿童3岁，血红蛋白115g/L，该患儿可能是

A. 轻度贫血　　　　　B. 中度贫血

C. 重度贫血　　　　　D. 极重度贫血

E. 正常血常规

8. 患儿，女，4岁。患缺铁性贫血，给予服用硫酸亚铁，最常见的副作用是

A. 便血　　　B. 便秘　　　C. 黑便

D. 腹痛　　　E. 腹泻

9. 患儿，女，10个月。因面色苍黄、表情呆滞入院。血常规检查：红细胞$1.5×10^{12}$/L，血红蛋白50g/L。血涂片：红细胞大小不均，以大细胞为多。最可能的诊断是

A. 生理性贫血　　　　B. 营养性缺铁性贫血

C. 再生障碍性贫血　　D. 溶血性贫血

E. 营养性巨幼细胞贫血

A_3/A_4型题

（10～13题共用题干）

患儿，女，8个月。系早产，人工喂养，未添加辅食，因面色苍白，食欲缺乏、喜吃纸屑来诊，体检发现皮肤、黏膜苍白，肝、脾轻度肿大，血红蛋白80g/L，红细胞$3.0×10^{12}$/L，考虑为营养性缺铁性贫血。

10. 导致该患儿缺铁的主要原因是

A. 先天储铁不足　　B. 铁的摄入不足

C. 铁需要量增加　　D. 红细胞破坏过多

E. 铁的丢失过多

11. 该患儿肝脾大的原因是

A. 心力衰竭　　　　B. 铁剂缺乏

C. 维生素B_{12}缺乏　D. 蛋白质缺乏

E. 骨髓外造血

12. 该患儿的贫血按细胞形态分类属于

A. 大细胞性　　　　B. 大细胞低色素性

C. 单纯小细胞性　　D. 小细胞低色素性

E. 正细胞性

13. 铁剂治疗2周后，观察疗效早期最可靠的指标是

A. 面色改变　　　　B. 食欲情况

C. 心率快慢　　　　D. 血红蛋白量

E. 网织红细胞升高

（14～16题共用题干）

患儿，8个月，单纯母乳喂养，从未加辅食。近来，面色蜡黄，表情呆滞，舌面光滑，有轻微震颤，肝脏肋缘下4cm，血常规检查：血红蛋白90g/L，红细胞$2×10^{12}$/L，血清维生素B_{12}降低。

14. 该患儿可能发生的疾病是

A. 巨幼红细胞贫血

B. 营养性缺铁性贫血

C. 营养性混合性贫血

D. 溶血性贫血

E. 感染性贫血

15. 该患儿最适宜的治疗是给予

A. 输血　　　　　　B. 铁剂+维生素C

C. 维生素B_{12}+叶酸　D. 泼尼松

E. 补钙剂

16. 预防该疾病应强调

A. 预防感染　　　　B. 多晒太阳

C. 按时添加辅食　　D. 培养良好的饮食习惯

E. 加强体格锻炼

二、实践能力

A_1型题

17. 下列关于营养性缺铁性贫血的病因，不妥的是

A. 体内铁缺乏　　　B. 铁的摄入不足

C. 铁需要量增加　　D. 铁的丢失过多

E. 红细胞破坏过多

18. 婴幼儿最常见的贫血是

A. 感染性贫血　　　B. 失血性贫血

C. 溶血性贫血　　　D. 营养性缺铁性贫血

E. 营养性巨幼红细胞贫血

19. 为预防缺铁性贫血，早产儿、低体重儿开始添加铁剂的时间为

A. 2周左右　　　　B. 1个月左右

C. 2个月左右　　　D. 3个月左右

E. 4个月左右

20. 儿童营养性缺铁性贫血铁剂治疗的疗程是

A. 贫血症状消失

B. 血红蛋白量达正常后2～3周

C. 血红蛋白量达正常后4～6周

D. 血红蛋白量达正常后6～8周

E. 血红蛋白恢复正常

A_2型题

21. 患儿，8个月，因面黄来诊，自幼母乳喂养，未加辅食，初诊为营养性巨幼红细胞贫血。下述哪项处理最重要

A. 增加辅助食品　　B. 使用维生素B_{12}、叶酸

C. 口服铁剂　　　　D. 口服维生素C

E. 输血

22. 患儿面色蜡黄，手有震颤，血红细胞$3×10^{12}$/L，血红蛋白80g/L，血片中红细胞形态、大小不等，以大红细胞为多，首先考虑

A. 营养性缺铁性贫血

B. 营养性巨幼红细胞贫血

C. 营养性混合性贫血

D. 生理性贫血

E. 溶血性贫血

A₃/A₄型题

（23～26题共用题干）

患儿，女，14个月，面色苍白、易疲乏无力2个月，体检：口唇黏膜及甲床苍白，肝肋下2cm。外周血血红蛋白66g/L，红细胞 3×10^{12}/L，红细胞体积小，中央淡染区扩大。

23. 最可能的诊断是

A. 营养性缺铁性贫血

B. 营养性巨幼细胞贫血

C. 再生障碍性贫血

D. 生理性贫血

E. 感染性贫血

24. 该患儿贫血的程度是

A. 正常   B. 轻度贫血

C. 中度贫血   D. 重度贫血

E. 极重度贫血

25. 优先考虑的护理问题是

A. 营养失调   B. 活动无耐力

C. 有感染的危险   D. 有受伤的危险

E. 慢性意识障碍

26. 最常采取的治疗方法是

A. 维生素C   B. 静脉注射铁剂

C. 肌内注射铁剂   D. 口服铁剂

E. 输血治疗

（杜艳丽）

第10章 泌尿系统疾病患儿的护理

第1节 儿童泌尿系统解剖生理特点

一、解剖特点
1. 肾脏 年龄越小肾脏相对越大，位置也较低，2岁以下健康儿童腹部触诊时可扪及肾脏。
2. 输尿管 婴幼儿输尿管长而弯曲，管壁肌肉及弹力纤维发育不良，易发生尿潴留而诱发感染。
3. 膀胱 婴幼儿膀胱充盈时耻骨联合上易扪及。
★4. 尿道 女婴尿道短，易受粪便污染而导致感染；男婴常有包茎和包皮过长，易形成积垢引起上行性细菌感染。

二、生理特点
★1. 肾功能 新生儿及婴幼儿的肾功能不够成熟，易发生水、电解质紊乱和酸碱失衡，一般1～2岁时肾功能接近成人水平。

2. 尿液特点
★（1）尿液颜色：出生后前几天尿液放置后有红褐色沉淀为尿酸盐结晶，正常婴幼儿尿液在寒冷季节放置后出现的乳白色沉淀为盐类结晶。
（2）尿沉渣检查：红细胞<3个/HP，白细胞<5个/HP，偶见透明管型。
（3）12h尿细胞计数（Addis计数）：红细胞<50万、白细胞<100万、管型<5000个。
★（4）不同年龄儿童的尿量：见表10-1。

表10-1 不同年龄儿童的尿量

分类	婴儿（ml）	幼儿（ml）	学龄前儿童（ml）	学龄儿童（ml）
正常	400～500	500～600	600～800	800～1400
少尿	<200	<200	<300	<400
无尿	<50	<50	<50	<50

要点回顾

1. 婴幼儿易患尿路感染的原因是什么？
2. 各年龄期儿童正常尿量是多少？少尿、无尿的标准是什么？

第2节 急性肾小球肾炎

一、概述 急性肾小球肾炎简称急性肾炎，是一组不同病因所致的感染后免疫反应引起的急性弥漫性肾小球损害的疾病。临床上以血尿、水肿、高血压、少尿为主要表现。多见于5～14岁儿童，男女比例约为2∶1。

二、病因 ★急性肾小球肾炎多由A组乙型溶血性链球菌所引起，发病前1～3周常有化脓性扁桃体炎、皮肤脓疱疮等链球菌感染史。

三、发病机制 机体被链球菌感染后发生变态反应，造成肾小球免疫损伤和炎症，引起肾小球基膜断裂、肾小球滤过率下降而出现临床症状。

四、临床表现

★（1）典型表现
　　1）水肿、少尿：70%有水肿，初期多为晨起眼睑、面部浮肿，重者波及全身，水肿呈非凹陷性。
　　2）血尿：起病时有肉眼或镜下血尿，50%～70%有肉眼血尿，酸性尿呈茶色、烟灰水样，中性或弱碱性尿呈洗肉水样。一般1～2周后转为镜下血尿，镜下血尿一般持续数月。
　　3）高血压：30%～80%有高血压症状，如头晕、头痛、恶心等，血压多为（120～150）/（80～110）mmHg。

★（2）严重表现：多发生在病初2周内。
　　1）严重循环充血：呼吸急促、发绀、端坐呼吸、频嗽、咳粉红色泡沫痰、两肺满布湿啰音、心脏扩大、心率增快等，有时可出现奔马律、肝大而硬，水肿加重可出现胸腔积液和腹水等。
　　2）高血压脑病：有烦躁不安、剧烈头痛、恶心、呕吐、复视或一过性失明，重者出现惊厥、昏迷。
　　3）急性肾衰竭：早期因少尿或无尿引起暂时性氮质血症、代谢性酸中毒和电解质紊乱，一般持续3～5天，尿量增多后病情好转。

五、辅助检查

1. 尿常规　尿蛋白+～+++，镜检除有大量红细胞外，可见透明、颗粒或红细胞管型。
2. 血液检查　可有轻度贫血，红细胞沉降率增快，血清总补体（CH_{50}）和C_3下降，血清抗链球菌溶血素O（ASO）增高；少尿期可有血肌酐、尿素氮暂时升高。

六、治疗要点

★1. 一般治疗　本病为自限性疾病，无特异治疗方法。急性期应卧床休息，限制食盐和水的入量，有感染灶时用青霉素10～14天，青霉素过敏者改用红霉素。

2. 对症治疗
　　★（1）水肿：可用利尿剂氢氯噻嗪口服，呋塞米口服或静脉注射。
　　★（2）高血压：给予硝苯地平降压；高血压脑病时首选硝普钠；惊厥者给予地西泮。
　　（3）严重循环充血：给予降压、利尿，并严格限制钠和水的入量。对难治疗的病例可采用腹膜透析或血液净化治疗。
　　（4）急性肾衰竭：控制出入水量，维持水电解质平衡，必要时行透析治疗。

七、护理诊断/问题

1. 体液过多　与肾小球滤过率下降有关。
2. 活动无耐力　与水肿、血压升高有关。
3. 潜在并发症：严重循环充血、高血压脑病、急性肾衰竭。
4. 知识缺乏：患儿及家长缺乏本病的相关知识。

八、护理措施

★1. 休息　起病2周内应卧床；水肿消退、血压正常、肉眼血尿消失后可下床轻微活动；红细胞沉降率正常后可上学，但避免体育活动；Addis计数正常后恢复正常活动。

★2. 合理饮食
　　★（1）以低盐饮食为好，食盐量<1g或<60mg/（kg·d）为宜。
　　★（2）氮质血症时限制蛋白质的入量，给优质动物蛋白0.5g/（kg·d）。
　　（3）供给高糖、高维生素饮食以满足热量的需求。
　　（4）严重水肿和尿少时应限制水的摄入，当尿量增加、水肿消退、血压正常后恢复正常饮食，以满足儿童生长发育需求。

3. 密切观察病情，防止并发症
- （1）观察水肿：注意水肿的部位及程度，每日测体重一次。
- ★（2）观察尿液：记录24h出入量，每周检查2次尿常规。如持续少尿提示可能有肾衰竭。
- （3）观察并发症：密切观察生命体征，防止高血压脑病、严重循环充血等疾病的发生。

4. 观察用药情况
- （1）利尿剂：应注意观察尿量、水肿和血压变化，常见有低血容量、低钾血症、低钠血症等。
- ★（2）降压剂：用利血平时应定时监测血压，并防止直立性低血压；用硝普钠时根据血压调整液体速度，并现配避光，放置4h后不能再用。使用期间要注意监测血压、心率和药物副作用情况。硝普钠的主要副作用有恶心、呕吐、情绪不稳定、头痛和肌肉痉挛。

九、健康指导

1. 向患儿和家长介绍本病的护理要点及预防措施，强调休息、限制活动和饮食是控制病情进展的重要措施。
2. 介绍本病的病因，防治链球菌引起的上呼吸道或皮肤感染是预防本病的关键。溶血性链球菌感染后1～3周定期检查尿常规。

锦囊妙"记"

水肿血尿高血压，抗O增加C_3下降；
利尿降压青霉素，低盐限水休息好。

要点回顾

1. 引起急性肾炎最主要的病原体是什么？急性肾炎好发年龄是多大？
2. 急性肾炎的典型表现有哪些？
3. 急性肾炎严重表现一般在什么时候出现？其严重表现有哪些？
4. 怎样对急性肾炎患儿进行饮食护理？
5. 护理急性肾炎患儿时如何控制其活动？
6. 高血压脑病患儿使用硝普钠时应注意什么？

第3节 肾病综合征

一、概述 肾病综合征简称肾病，是一组由多种病因引起肾小球基底膜通透性增高导致大量血浆蛋白从尿中排出的临床综合征。临床特点为大量蛋白尿、低蛋白血症、高脂血症和明显水肿，即"三高一低"四大特征。

二、病因与分类

1. 病因 本病病因目前尚不明确。
2. 分类 肾病综合征分为原发性、继发性和先天性三大类，原发性肾病综合征又分为单纯性肾病和肾炎性肾病。临床以单纯性肾病多见。

★三、病理生理

1. 大量蛋白尿 是本病最根本的病理生理特点，因免疫损伤导致肾小球毛细血管通透性增高使血浆蛋白大量漏入尿中形成蛋白尿。
2. 低蛋白血症 大量血浆蛋白经尿中排出和被肾小管重吸收分解是导致低蛋白血症的主要原因。
3. 高脂血症 低蛋白血症促使肝脏合成脂蛋白增多。
4. 明显水肿 低蛋白血症使血浆胶体渗透压降低导致水肿。

四、临床表现

★1. 单纯性肾病 有"三高一低"，水肿是最突出表现，为全身凹陷性水肿，水肿最早始于眼睑，逐渐波及全身。发病年龄多在2～7岁。
★2. 肾炎性肾病 除有"三高一低"外，还有血尿、高血压、氮质血症和血清补体下降四项中的一项或多项。发病年龄多在学龄期。

★3. 并发症
- （1）感染：是本病最常见的并发症，以上呼吸道感染最多见。
- （2）电解质紊乱：常见低钠血症、低钾血症及低钙血症。
- （3）血栓形成：肾病综合征时血液呈高凝状态，易导致各种动、静脉血栓形成，以肾静脉血栓最为常见，表现为突发腰痛、出现血尿或血尿加重。
- （4）低血容量性休克：由于低蛋白血症、血浆胶体渗透压下降、显著水肿而常有血容量不足，尤其在各种诱因引起低钠血症时易出现低血容量性休克。
- （5）急性肾衰竭：大多为因低血容量引起的肾前性急性肾衰竭。

★五、辅助检查

1. 尿液检查　尿蛋白定性多为+++～++++，24h尿蛋白定量≥50mg/kg，有透明管型和颗粒管型。肾炎性肾病者尿内可有红细胞。
2. 血液检查　血浆总蛋白及血清白蛋白降低，血清白蛋白浓度<25g/L，白、球比例倒置；血胆固醇>5.7mmol/L；红细胞沉降率明显增快。肾炎性肾病者可有血清补体降低及不同程度的氮质血症。

六、治疗要点

★1. 糖皮质激素治疗　是首选药物，目前多采用泼尼松中、长程疗法，疗程6个月为中程疗法，疗程9个月为长程疗法。
2. 对症治疗　水肿较重者可用利尿剂氢氯噻嗪、呋塞米等。
3. 免疫抑制剂治疗　适用于复发、激素耐药及依赖的患儿，常用环磷酰胺。
4. 一般治疗　休息、合理饮食、抗感染等。
5. 其他　双嘧达莫、肝素等可抗凝治疗；血管紧张素转换酶抑制剂可减少尿蛋白，保护肾功能；左旋咪唑可调节免疫；中药治疗。

七、护理诊断/问题

★1. 体液过多　与蛋白尿引起低蛋白血症导致水钠潴留有关。
2. 营养失调：低于机体需要量　与大量蛋白自尿中丢失有关。
3. 有感染的危险　与免疫功能低下有关。
4. 潜在并发症：药物治疗的副作用、电解质紊乱、血栓形成等。
5. 焦虑　与病情反复、病程长或担心预后有关。

八、护理措施

1. 适当休息　除严重水肿和高血压外一般无须卧床休息；需卧床时应在床上经常变化体位，以防血栓形成；胸腔积液、腹水严重有呼吸困难者可采取半卧位。

★2. 合理饮食
- （1）一般不必限水，水肿时供盐控制在1～2g/d，严重水肿时<1g/d。
- （2）蛋白质的摄入量控制在1.5～2g/（kg·d），供给乳、禽、蛋、牛肉等优质动物蛋白。
- （3）少食动物性脂肪，注意补充维生素D、钙和锌等。

3. 预防感染　做好保护性隔离，病房消毒管理，避免到人多的公共场所。

★4. 加强皮肤护理
- （1）保持皮肤清洁、干燥，及时更换内衣；床单位清洁、整齐，被褥松软，经常翻身。
- （2）臀部及四肢水肿严重时可在受压部位垫棉圈或用气垫床；阴囊水肿时可用丁字带或棉垫托起。
- （3）皮肤破损可涂聚维酮碘预防感染并在破损处敷盖消毒敷料。
- （4）水肿严重者应尽量避免肌内注射，以免注射部位药水外渗导致局部潮湿、糜烂和感染。

5. 观察药物疗效和副作用
- （1）激素治疗期间每日注意尿量、尿蛋白、血浆蛋白及血压的变化。用泼尼松时严格遵医嘱并观察副作用如库欣综合征、消化道溃疡、骨质疏松等。应及时补充维生素D 400U和钙800～1200mg。
- （2）利尿剂应用时应注意尿量和血压，防止电解质紊乱、低血容量性休克和静脉血栓形成等。
- ★（3）免疫抑制剂如环磷酰胺应用时应注意胃肠道反应、白细胞计数、出血性膀胱炎及性腺损害等，鼓励多饮水和定期查血常规。
- （4）抗凝和溶栓治疗能防止血栓形成，应用时要监测凝血时间和凝血酶原时间。

九、健康指导

★1. 严格遵医嘱服用激素，不可随便减量和停药。

2. 出院后要定期回院复查，以便遵医嘱按量服药。

3. 强调感染和劳累是造成本病复发的主要诱因并讲解预防事项。

★4. 患儿应在病情完全缓解且停用激素治疗3个月后才可进行预防接种。

要点回顾

1. 肾病综合征最根本的病理生理特点是什么？其原理是什么？
2. 单纯性肾病最突出的表现是什么？水肿有何特点？
3. 肾病综合征最常见的并发症有什么？
4. 肾病综合征患儿治疗首选什么药物？
5. 怎样为肾病综合征患儿进行皮肤护理？

第4节 尿 路 感 染

一、概述 ★尿路感染是由于病原体直接侵入尿路，在尿液中生长繁殖并侵犯尿路黏膜或组织而引起的损伤。

二、病因与分类

1. 病因 致病菌多为肠道革兰氏阴性杆菌，最常见大肠埃希菌，其次为克雷伯杆菌、肠杆菌等，金黄色葡萄球菌多引起血源性感染。

2. 分类 上尿路感染是指肾盂肾炎，下尿路感染是指膀胱炎和尿道炎。

三、发病机制

★1. 感染途径 最主要的感染途径是上行感染，其他有血源性感染、淋巴感染和直接蔓延。

2. 机体的易感因素

（1）解剖生理特点：婴幼儿输尿管易发生尿潴留而诱发感染；女孩尿道短、外口近肛门，男孩包茎积垢，均易致上行感染。

（2）免疫因素：机体SIgA生成不足和泌尿道局部黏膜缺血缺氧等易使致病菌入侵。

（3）泌尿道畸形、尿路梗阻和膀胱输尿管反流：都可以增加尿路感染的危险性，也是导致尿路感染迁延不愈和重复感染的原因。

（4）其他诱因：如尿布污染、尿路器械检查、患糖尿病等慢性疾病、长期使用激素或免疫抑制剂的患儿也易导致感染。

四、临床表现

★1. 急性尿路感染 病程在6个月以内。

（1）新生儿：临床症状极不典型，多以全身症状为主，如发热或体温不升、拒奶、腹泻等，尿路刺激症状多不明显。

（2）婴幼儿：以全身症状为主，如高热、呕吐、腹泻甚至神萎或惊厥等。尿路刺激症状仍不明显，但可有排尿时哭闹不安、尿布有臭味和顽固性尿布疹等。

（3）年长儿：临床表现与成人相似，下尿路感染有尿频、尿急、尿痛、尿液浑浊；上尿路感染多有发热、腰痛、肾区叩痛等。

2. 慢性尿路感染 病程在6个月以上，病程迁延或反复发作伴有乏力、贫血、消瘦、高血压或肾功能不全等。

五、辅助检查

★1. 尿常规检查 清洁中段尿沉渣中白细胞≥5个/HP可疑为尿路感染，血尿也很常见。

2. 尿培养检查

★（1）尿细菌培养及菌落计数是诊断尿路感染的主要依据。

★（2）清洁中段尿培养，如菌落计数 $>10^5$/ml可确诊，$10^4 \sim 10^5$/ml为可疑，$<10^4$/ml为污染。

★（3）在耻骨上膀胱穿刺获取的尿培养如发现有细菌生长即有诊断意义。

3. 尿涂片检查 油镜下如每个视野≥1个细菌则表明尿内细菌数 $>10^5$/ml。

4. 影像学检查

（1）可检查泌尿系统有无畸形和膀胱输尿管反流、肾脏有无瘢痕形成等。

（2）有B超检查、静脉肾盂造影、CT扫描、核素肾动态显像等。

六、治疗要点

1. 抗生素治疗　控制感染是治疗的关键，根据感染部位、感染途径、尿培养及药敏试验结果，同时结合临床疗效选用有效且对肾损害小的抗生素。

★2. 疗程　急性感染首次发作疗程10～14天。再发尿路感染（包括复发性及再感染）的治疗在进行尿细菌培养后选用2种抗菌药物，疗程以10～14天为宜，然后予以小剂量维持至痊愈。

七、护理诊断/问题

1. 体温过高　与细菌感染有关。
2. 排尿异常　与膀胱、泌尿道炎症有关。
3. 知识缺乏　家长及年长患儿缺乏本病的防护知识。

八、护理措施

1. 一般护理　急性期需卧床休息并鼓励患儿多饮水；供给足够热能、丰富的蛋白质和维生素、易消化的食物。

2. 对症护理　有高热、头痛或腰痛的患儿可用解热镇痛剂；有明显尿路刺激症状者可用阿托品、山莨菪碱等药或口服碳酸氢钠碱化尿液。

★3. 尿标本送检　先用肥皂水洗净外阴，再用0.1%苯扎溴铵冲洗2次方可取中段尿标本。标本需在30min内送检或存放在4℃冰箱里。

九、健康指导

★1. 保持外阴清洁，女孩清洗外阴时从前向后擦洗；幼儿不穿开裆裤或紧身裤。

★2. 疗程结束后每个月随访1次做中段尿培养检查，连续3个月；如反复发作者则要每3～6个月复查1次，共2年或更长时间。

要点回顾

1. 儿童尿路感染最常见的病原体是什么？最常见的感染途径是什么？
2. 新生儿及婴幼儿尿路感染有什么特点？
3. 诊断儿童尿路感染的主要依据是什么？

●○ 模拟试题栏——识破命题思路，提升应试能力 ○●

一、专业实务

A₁型题

1. 下列关于儿童泌尿系统解剖特点不正确的是
   A. 婴幼儿输尿管长而弯曲，易受压及扭曲
   B. 儿童肾位置偏低，2岁以内腹部触诊可触及
   C. 婴幼儿膀胱位置偏高，尿液充盈时可触及
   D. 男婴常有包皮过长，不易发生逆行性感染
   E. 女婴尿道较短，容易发生上行性感染

2. 婴幼儿少尿的标准为每日尿量少于
   A. 50ml　　B. 100ml　　C. 200ml
   D. 300ml　　E. 400ml

3. 儿童无尿是指每日尿量少于
   A. 30ml　　B. 50ml　　C. 80ml
   D. 100ml　　E. 200ml

4. 急性肾小球肾炎是下列哪种性质的疾病
   A. 单侧肾脏化脓性炎症
   B. 双侧肾脏化脓性炎症
   C. 感染后免疫反应性疾病
   D. 病毒直接感染肾脏
   E. 细菌直接感染肾脏

5. 肾病综合征最根本的病理生理改变是
   A. 高血压　　　　　　B. 低蛋白血症
   C. 血尿　　　　　　　D. 大量蛋白尿
   E. 高脂血症

A₂型题

6. 患儿，女，7岁，2周前患扁桃体炎。近日眼睑浮肿，尿少，有肉眼血尿，血压140/90mmHg，诊断为急性肾小球肾炎，与本病关系密切的病史为
   A. 1天来腹痛　　　　B. 2天来腹泻
   C. 2周前腰部外伤　　D. 2周前扁桃体炎
   E. 2个月前尿路感染

7. 患儿，女，6岁，诊断为急性肾小球肾炎，患儿突

然出现头痛、呕吐、视力模糊，该患儿可能发生了什么并发症

 A. 低钙血症   B. 低钾血症

 C. 严重循环充血   D. 高血压脑病

 E. 急性肾衰竭

8. 患儿，女，5岁，因全身水肿入院。查体：面部、腹壁及双下肢凹陷性水肿，阴囊水肿明显，诊断为肾病综合征。患儿辅助检查下列正确的是

 A. 血清胆固醇＜5.7mmol/L

 B. 血白蛋白浓度＜25g/L

 C. 尿蛋白定性＋～＋＋

 D. 血浆总蛋白明显增高

 E. 24h尿蛋白定量＜50mg/（kg·d）

9. 患儿，男，1岁，因发热、排尿时哭闹不安、顽固性尿布疹，以急性尿路感染收入院，下列哪项是诊断患儿尿路感染的主要依据

 A. 尿常规   B. 尿涂片

 C. 尿培养   D. B超检查

 E. 肾盂造影

10. 患儿，女，6岁，2周前患扁桃体炎。近日因水肿、少尿、肉眼血尿、血压120/80mmHg入院，拟诊为急性肾小球肾炎，应首选做下列哪项检查

 A. 咽拭子培养   B. 尿培养

 C. 尿常规   D. 胸部X线

 E. B超

A₃/A₄型题

（11～12题共用题干）

 患儿，女，5岁，因全身高度水肿入院，查尿蛋白＋＋＋＋，血清白蛋白浓度20g/L，血胆固醇8.6mmol/L，入院诊断为原发性肾病综合征。

11. 引起患儿水肿的主要原因是

 A. 尿路感染   B. 大量蛋白尿

 C. 高胆固醇血症 D. 循环血容量不足

 E. 低蛋白血症

12. 治疗肾病综合征的首选药物是

 A. 呋塞米   B. 青霉素

 C. 糖皮质激素   D. 环磷酰胺

 E. 双嘧达莫

（13～15题共用题干）

 患儿，男，6岁，因尿频、尿痛2天来门诊就医，患儿不咳嗽，无发热，血压正常，诊断为尿路感染。

13. 引起患儿尿路感染最常见的病原菌为

 A. 链球菌   B. 大肠埃希菌

 C. 白念珠菌 D. 铜绿假单胞菌

 E. 金黄色葡萄球菌

14. 下列哪项是患儿尿路感染的最主要途径

 A. 炎症直接蔓延 B. 血行感染

 C. 淋巴感染   D. 上行感染

 E. 下行感染

15. 下列预防尿路感染的措施哪项不正确

 A. 保持外阴清洁

 B. 幼儿要穿宽松的裤子

 C. 男孩包皮过长不需要处理

 D. 幼儿不穿开裆裤

 E. 避免不必要的导尿

二、实践能力

A₁型题

16. 急性肾小球肾炎用青霉素治疗的目的是

 A. 缩短病程   B. 控制肾脏炎症

 C. 清除体内感染病灶 D. 预防并发症

 E. 预防复发

17. 急性肾小球肾炎患儿无盐或低盐饮食直到

 A. 尿12h尿细胞计数正常

 B. 尿常规正常

 C. 尿量增加、血压正常、水肿消退

 D. 红细胞沉降率、补体正常

 E. ASO正常

18. 下列哪项是急性肾小球肾炎的典型临床表现

 A 血尿、管型尿、高血压

 B. 血尿、水肿、少尿、高血压

 C. 大量蛋白尿、高脂血症、高血压

 D. 贫血、氮质血症、水肿

 E. 少尿、低蛋白血症、水肿

19. 肾病综合征最常见的并发症是

 A. 生长延迟   B. 低血容量性休克

 C. 肾功能不全   D. 感染

 E. 肾静脉血栓

A₂型题

20. 患儿，女，6岁，近日眼睑浮肿，乏力，有肉眼血尿，血压110/70mmHg，诊断为急性肾小球肾炎，首要的护理措施是

 A. 测血压   B. 定期测体重

 C. 卧床休息   D. 限制蛋白质摄入

 E. 低盐饮食

21. 患儿，男，5岁，诊断为单纯性肾病综合征，与肾炎性肾病综合征的主要鉴别点在于

 A. 大量蛋白尿   B. 高度水肿

C. 低蛋白血症　　　D. 高血脂

E. 血尿、高血压

22. 患儿，女，7岁，近日眼睑浮肿，尿少，有肉眼血尿，血压138/90mmHg，诊断为急性肾小球肾炎。护士对患儿的休息指导哪项不正确

A. 起病2周内应卧床休息

B. 当水肿消退、肉眼血尿消失、血压正常后可下床轻微活动

C. Addis计数正常后方可恢复正常活动

D. 红细胞沉降率正常后可恢复上学，避免剧烈运动

E. 血压正常、肉眼血尿消失后可恢复正常活动

23. 患儿，男，7岁。因急性肾小球肾炎住院，3天后尿少、水肿加重，伴呼吸困难。查体：两肺闻及大量湿啰音，心律呈奔马律，肝脏增大。患儿可能出现了什么并发症

A. 急性支气管肺炎　　B. 严重循环充血

C. 高血压脑病　　　　D. 急性肝衰竭

E. 急性肾衰竭

24. 患儿，男，6岁，因面部水肿2周，拟诊肾病综合征入院。现患儿阴囊水肿明显，并有少许渗液。正确的护理措施为

A. 用丁字带托起阴囊，保持干燥

B. 严格控制水、盐摄入量

C. 绝对卧床休息

D. 高蛋白饮食

E. 床上铺橡胶单

25. 患儿，男，5岁，诊断为肾病综合征。应用肾上腺皮质激素治疗后好转出院，以下哪项健康指导不正确

A. 避免过度劳累

B. 可根据病情自行调整激素用量

C. 给予营养丰富的饮食

D. 不能随意停用激素

E. 避免到人多公共场所

26. 患儿，男，4岁，因全身高度水肿，尿蛋白++++入院。诊断为肾病综合征，该患儿目前最主要的护理诊断是

A. 活动无耐力　　　B. 有感染的危险

C. 体液过多　　　　D. 焦虑

E. 营养失调：低于机体需要量

27. 患儿，女，6岁。因全身水肿入院。查体：面部、腹壁及双下肢水肿。检查：尿常规示尿蛋白++++，血清胆固醇增高，血白蛋白降低。诊断为

肾病综合征，护士对患儿的护理下列哪项不正确

A. 绝对卧床休息

B. 记录尿量、体重、腹围

C. 注意观察泼尼松的不良反应

D. 避免感染等诱发因素

E. 避免肌内注射

28. 患儿，男，6岁，发热、尿频、尿痛3天，不咳嗽，血压正常，应考虑的疾病是

A. 上呼吸道感染　　B. 尿路感染

C. 肾结石　　　　　D. 病毒性肾病

E. 肾病综合征

29. 患儿，女，1岁。发热、排尿时哭闹2天，诊断为尿路感染。以下哪项不是该病的预防措施

A. 早穿合裆裤

B. 保持会阴部清洁干燥

C. 清洗外阴时自前向后擦洗

D. 及时矫治尿路畸形

E. 预防性使用抗生素

30. 患儿，女，2岁，以急性尿路感染收入院，有发热、尿臭、排尿时哭闹，为减少排尿时的不适，护士应告诉家长采取何种措施

A. 注意休息　　　　B. 多喝水

C. 排便后清洁外阴　D. 减少排尿

E. 少饮水

A_3/A_4型题

（31～33题共用题干）

患儿，男，5岁，3周前有皮肤感染，因尿少、尿液呈浓茶色，伴颜面部水肿2天就诊。查体：血压132/84mmHg，水肿呈非凹陷性。实验室检查：尿蛋白+，镜检尿红细胞满视野，ASO升高，血清C_3补体下降。

31. 该患儿最可能的诊断为

A. 单纯性肾病综合征

B. 慢性肾小球肾炎

C. 急性肾小球肾炎

D. 肾炎性肾病综合征

E. 肾盂肾炎

32. 该患儿尿液呈浓茶色的原因是

A. 血尿并呈弱碱性　B. 血尿并呈弱酸性

C. 尿中含管型　　　D. 尿中含蛋白

E. 饮水量过少

33. 下列对患儿的饮食管理正确的是

A. 尿量增加、水肿消退、血压正常后，仍需坚持低蛋白饮食

B. 供给低糖、低脂饮食

C. 水肿明显时控制食盐摄入，每日不超过 8g

D. 严重水肿时除限制盐的摄入外，还应限制水的摄入

E. 氮质血症时控制蛋白质入量，每日 2.5g/kg

34. 该患儿恢复上学的指标是

    A. 尿常规正常　　　　B. 血压正常

    C. Addis 计数正常　　D. 红细胞沉降率正常

    E. ASO 正常

（35～38 题共用题干）

    患儿，女，3 岁，水肿，尿少 10 天。查体：全身凹陷性水肿明显，血压 98/66mmHg，尿蛋白 ++++，血清白蛋白 20g/L，血胆固醇 8.8mmol/L，诊断为肾病综合征。

35. 该患儿浮肿的原因主要是

    A. 肾小球滤过率下降

    B. 胆固醇增加

    C. 低蛋白血症

    D. 肾小管功能异常

    E. 醛固酮分泌增加

36. 治疗肾病综合征的首选药物是

    A. 免疫抑制剂　　　　B. 抗生素

    C. 利尿剂　　　　　　D. 抗凝剂

    E. 糖皮质激素

37. 目前患儿最主要的护理问题是

    A. 营养失调：低于机体需要量

    B. 潜在并发症：药物副作用

    C. 有感染的危险

    D. 体液过多

    E. 焦虑

38. 若患儿病情好转，出院时健康指导应强调

    A. 给予营养丰富的饮食

    B. 按医嘱服用糖皮质激素，不能随意增、减或停药

    C. 讲解预防复发的注意事项

    D. 说明不能剧烈活动的重要性

    E. 预防接种停药后方可进行

（39～42 题共用题干）

    患儿，女，8 岁。因眼睑水肿、尿少、肉眼血尿 2 天入院。患儿 2 周前曾患脓疱疮。查体：血压 138/90mmHg，眼睑水肿，咽部无充血，心肺未见异常。检查：ASO 增高，血清总补体、补体 C_3 降低，尿蛋白 ++，红细胞满视野。

39. 对患儿最可能的诊断为

    A. 尿路感染　　　　　B. 单纯性肾病

    C. 急性肾小球肾炎　　D. 肾炎性肾病

    E. 急性肾衰竭

40. 患儿突然出现烦躁不安、剧烈头痛、呕吐、视力不清、惊厥，血压 152/104mmHg，最有可能并发

    A. 化脓性脑膜炎　　　B. 高血压脑病

    C. 电解质紊乱　　　　D. 严重循环充血

    E. 急性肾功能不全

41. 出现上述并发症时，治疗药物首选

    A. 静脉注射 20% 甘露醇

    B. 肌内注射苯巴比妥

    C. 静脉滴注硝普钠

    D. 静脉注射呋塞米

    E. 肌内注射利血平

42. 下列哪项不是上述并发症的护理措施

    A. 限制水、盐摄入　　B. 监测血压

    C. 绝对卧床休息　　　D. 烦躁患儿注射吗啡

    E. 迅速给降压药，静脉滴注时依血压情况调节速度

（43～45 题共用题干）

    患儿，男，5 岁，因全身严重凹陷性水肿入院，查血压 92/60mmHg，尿蛋白 ++++，血白蛋白 12g/L，血胆固醇 9.4mmol/L。

43. 对该患儿最可能的诊断为

    A. 单纯性肾病综合征

    B. 慢性肾小球肾炎

    C. 急性肾小球肾炎

    D. 肾炎性肾病综合征

    E. 急进性肾炎

44. 患儿对激素治疗耐药，选用下列何种药物治疗

    A. 阿奇霉素　　　　　B. 青霉素

    C. 环磷酰胺　　　　　D. 吗啡

    E. 利血平

45. 给予上述药物治疗时，护士应特别注意观察的不良反应是

    A. 静脉血栓　　　　　B. 高血压

    C. 骨质疏松　　　　　D. 库欣综合征

    E. 出血性膀胱炎

（黄婉霞）

第11章　神经系统疾病患儿的护理

▰▰▰ 考点提纲栏——提炼教材精华，突显高频考点 ▰▰▰

第1节　儿童神经系统解剖生理特点

一、解剖生理特点

1. 脑
   - （1）大脑：新生儿出生时大脑重约370g，占体重的10%～12%，为成人脑重（约1500g）的25%左右。
   - （2）大脑的外观已与成人十分相似，脑表面有主要沟回，但较浅且发育不完善，皮质较薄，细胞分化较差，髓鞘形成不全，对外界的刺激反应缓慢且易泛化，遇到较强刺激时，易发生昏睡或惊厥。
   - （3）儿童1岁时完成脑发育的50%，3岁时完成脑发育的75%，6岁时完成脑发育的90%。
   - （4）儿童的脑耗氧量，在基础代谢状态下占总耗氧的50%，而成人为20%，所以儿童对缺氧的耐受性较成人差。

2. ★脊髓　脊髓随年龄而增长。新生儿时脊髓末端在第3～4腰椎水平，4岁时上移达第1～2腰椎上缘。所以婴幼儿腰椎穿刺时应注意以第4～5腰椎间隙为宜，以免损伤脊髓。

3. 脑脊液
   - （1）脑脊液的量：婴儿为40～60ml，幼儿为60～100ml，学龄儿童为80～120ml。
   - （2）脑脊液的压力：新生儿为30～80mmH$_2$O，儿童为70～180mmH$_2$O。
   - （3）外观无色透明，新生儿时脑脊液的细胞数可达20×10^6/L，以后一般不超过10×10^6/L；蛋白质0.2～0.4g/L（新生儿0.2～1.2g/L），氯化物117～127mmol/L，糖2.2～4.5mmol/L。

二、神经反射

（一）生理反射

1. ★终身存在的反射　角膜反射、瞳孔对光反射、结膜反射及吞咽反射出生时已存在，终生不消失；提睾反射到出生4～6个月后才明显，腹壁反射要到1岁后才比较容易引出。这些反射减弱或消失均提示神经系统有病理改变。

2. 暂时性反射　出生后最初数月婴儿存在许多暂时性反射。随年龄增长，各自在一定的年龄期消失（表11-1）。当它们在应出现的时间内不出现，或者该消失的时间不消失，或两侧持续时间不对称都提示神经系统异常。

表11-1　正常婴儿暂时性反射的出现和消失年龄

反射	出现年龄	消失年龄
拥抱反射	初生	3～6个月
吸吮反射、觅食反射	初生	4～7个月
握持反射	初生	3～4个月
颈肢反射	2个月	6个月
迈步反射	初生	2个月
颈拨正反射	初生	6个月

（二）病理反射　18个月以下婴幼儿出现双侧巴宾斯基（Babinski）
　　　征阳性（图11-1）可考虑为生理现象。但若反射明确不对称
　　　或18个月后出现阳性时，提示锥体束损害。

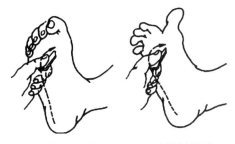

巴宾斯基征阴性　　　巴宾斯基征阳性

图 11-1　巴宾斯基征

第2节　化脓性脑膜炎

一、概述　化脓性脑膜炎是由化脓性细菌感染引起的急性脑膜炎
　　　症，部分患儿病变累及脑实质，多见于婴幼儿。其临床表现以
急性发热、惊厥、意识障碍、颅内压增高、脑膜刺激征及脑脊液脓性改变为特征。随着脑膜炎球菌及流感
嗜血杆菌疫苗、肺炎链球菌疫苗的接种和对本病的诊治水平不断提高，本病发病率和死亡率明显下降。

二、病因

1. 致病菌
　（1）★新生儿及2个月以下的小婴儿：致病菌多为革兰氏阴性杆菌（如大肠埃希菌和铜绿假单
　　　　胞菌）和金黄色葡萄球菌。
　（2）★3个月至3岁婴幼儿：以流感嗜血杆菌、脑膜炎球菌和肺炎链球菌为主。
　（3）★年长儿：以脑膜炎球菌、肺炎链球菌多见。

2. 侵入途径　呼吸道感染（最常见），胃肠道感染，皮肤、黏膜感染，新生儿主要为脐部感染，少数由邻近
　　组织感染，如中耳炎、乳突炎等直接侵入。

三、发病机制

1. 患儿防御功能降低时，细菌通过血行播散并迅速繁殖，穿过血-脑屏障，使脑膜和脊膜发生炎症，表现
　　为广泛性血管充血、大量中性粒细胞浸润和纤维蛋白渗出，伴有弥漫性血管源性和细胞毒性脑水肿。

2. 对于早期或轻型病例，炎性渗出物主要在大脑顶部表面，逐渐蔓延至大脑基底部和脊髓表面。严重者可
　　有血管壁坏死和灶性出血，或发生闭塞性小血管炎而致灶性脑梗死。

四、临床表现

1. 典型临床表现　可简单概况为3个方面。
　（1）感染中毒及急性脑功能障碍症状：发热、意识障碍进行性加重，烦躁或精神萎靡、嗜
　　　　睡，昏睡至昏迷；约30%的患儿有反复的全身或局限性惊厥发作。脑膜炎球菌感染常
　　　　有瘀点、瘀斑和休克。
　（2）颅内压增高：剧烈头痛，喷射性呕吐，视盘水肿引起视物模糊，严重者发生脑疝，出
　　　　现双侧瞳孔不等大、对光反应迟钝、呼吸不规则、突然意识障碍加重等。
　（3）脑膜刺激征：颈项强直（最常见）、布鲁津斯基（Brudzinski）征和凯尔尼格（Kernig）
　　　　征阳性。

2. 非典型表现　3个月以下的患儿起病隐匿，表现多不典型，主要差异在：①体温可高、可低或不发热，甚
　　至体温不升；②由于颅缝及囟门的缓冲作用，颅内压增高与脑膜刺激征可不明显；③惊厥症状可不典型，
　　如仅见面部、肢体轻微抽搐，或呈发作性眨眼、呼吸不规则、屏气等各种不易发现及确定的发作。

3. 并发症　硬脑膜下积液（最常见）、脑积水、脑室管膜炎、各种神经功能障碍等。

五、辅助检查

1. 脑脊液检查　★是确诊本病的主要依据，压力增高，外观浑浊或呈脓性，白细胞显著增多达$1000×10^6/L$
　　以上，以中性粒细胞为主，蛋白含量增多，糖和氯化物下降。

2. 血常规　白细胞总数明显增多，可高达$（20～40）×10^9/L$，以中性粒细胞为主。

3. 血培养　对所有疑似化脓性脑膜炎的病例均应做血培养，以帮助寻找病菌。

六、治疗要点

1. 抗生素治疗
　（1）用药原则：化脓性脑膜炎预后较差，应力求用药24h内杀灭脑脊液中的致病菌，故应
　　　　选择对病原菌敏感且能较高浓度透过血-脑屏障的药物。急性期要静脉用药，做到用药
　　　　早、剂量足和疗程够。

1. 抗生素治疗
　　（2）抗生素选择：对临床诊断初步确立但致病菌尚未明确或院外不规则治疗者，应选用对肺炎链球菌、脑膜炎双球菌和流感嗜血杆菌三种常见致病菌皆有效的抗生素，如第三代头孢菌素（头孢噻肟或头孢曲松）加万古霉素。病原菌明确后可按药物敏感试验结果选用敏感的抗生素。
　　（3）抗生素疗程：对肺炎链球菌和流感嗜血杆菌脑膜炎，其抗生素疗程应是静脉滴注有效抗生素10～14天；脑膜炎球菌者7天；金黄色葡萄球菌和革兰氏阴性杆菌脑膜炎应21天以上。若有并发症或经不规则治疗的患者，还应适当延长疗程。

锦囊妙"记"

抗生素治疗原则

早期、联合、静脉、足量、足疗程。

2. 肾上腺皮质激素治疗　肾上腺皮质激素对多种炎症因子的产生有抑制作用，可降低血管通透性，使脑水肿及颅内压增高症状得以减轻，一般选用地塞米松，连续2～3天。

3. 对症支持治疗
　　（1）保持水、电解质平衡。
　　（2）给予20%甘露醇溶液降低颅内压，防止脑疝的发生。
　　（3）对症处理：降温、止痉及纠正休克。
　　（4）并发症的治疗。

七、护理诊断/问题

1. 体温过高或体温过低　与细菌感染有关。
2. 疼痛　与颅内压增高有关。
3. 有受伤的危险　与反复惊厥有关。
4. 潜在并发症：脑疝。
5. 营养失调：低于机体需要量　与摄入不足、机体消耗增多有关。

八、护理措施

1. 维持正常体温　高热患儿应卧床休息，及时监测体温，必要时给予物理降温或药物降温，如鼓励患儿多饮水或遵医嘱进行药物降温，防止发生惊厥。

2. 病情观察　严密观察生命体征，定期观察意识、瞳孔和呼吸节律的变化等。如呼吸节律深而慢或不规则、瞳孔忽大忽小或两侧不等大、对光反射迟钝、血压升高，应警惕脑疝的发生。

3. 防止颅内压骤然升高
　　（1）卧床休息，不能坐起，避免情绪激动。
　　（2）避免颅内压增高的诱因：病室保持安静，避免光线刺激，嘱患儿侧卧位并头肩抬高15°～30°或头偏向一侧。各种治疗、护理操作应尽量集中进行，避免多次刺激。
　　（3）保持呼吸道通畅。

4. 治疗配合
　　（1）遵医嘱用药：应用20%甘露醇、呋塞米脱水。
　　（2）防治并发症：★对硬脑膜下积液较多者遵医嘱行放液处理，每次放液量最多不超过15ml。

九、健康指导

1. 利用各种途径宣传化脓性脑膜炎的预防知识，如积极防治上呼吸道、消化道等感染性疾病，预防皮肤外伤和脐部感染。
2. 对恢复期和神经系统后遗症的患儿，应与家属一起根据患儿具体情况制订系统且行之有效的各种功能训练计划，减少或减轻后遗症。

第3节　病毒性脑膜炎、脑炎

一、概述　病毒性脑膜炎是指由各种病毒引起的颅内急性炎症性疾病，病变常同时累及脑膜与脑实质，临床以发热、头痛和脑膜刺激征为主要表现。大多数患儿病程呈自限性。

二、病因 ★本病大多数为肠道病毒感染，其次为虫媒病毒、腺病毒、单纯疱疹病毒、腮腺炎病毒和其他病毒。

三、发病机制 病毒经呼吸道、消化道等途径侵入人体后，在局部增殖后进入血流，引起病毒血症，患儿出现发热等全身症状；病毒通过血-脑屏障侵犯脑膜及脑实质，使其弥漫性充血、水肿、血管周围有淋巴细胞浸润，胶质细胞增生及局部出血性软化坏死灶，出现中枢神经系统症状。

四、临床表现

1. 病毒性脑膜炎
  （1）急性起病：或先有上呼吸道感染或前驱感染性疾病，病程大多在1～2周。
  （2）主要症状：发热、恶心、呕吐、精神差、嗜睡，年长儿可自诉头痛，婴儿则烦躁不安、易激惹。一般很少有严重意识障碍和惊厥。可有颈项强直等脑膜刺激征，但无局限性神经系统体征。

2. 病毒性脑炎
  （1）起病急：病变在大脑额叶、颞叶等脑实质，病程大多在2～3周。
  （2）弥漫性大脑病变：主要表现为脑实质损害，表现如发热、反复惊厥发作、不同程度意识障碍和颅内压增高症状，部分患儿尚伴偏瘫或肢体瘫痪表现。
  （3）累及额叶皮质运动区：主要表现为反复惊厥发作。
  （4）累及额叶底部、颞叶边缘系统：以精神症状为主，如躁狂、幻觉、失语及定向力、计算力及记忆力障碍等。

五、辅助检查

1. 脑脊液检查 压力正常或稍高，外观无色透明（图11-2），白细胞轻至中度增高，一般在（25～50）×10^6/L，蛋白轻度增加，糖正常，氯化物偶可降低。脑脊液分离到病毒是确诊的依据。
2. 血常规 白细胞大多正常。
3. 病毒学检查 部分患儿脑脊液病毒培养及特异性抗体测试阳性。恢复期特异性抗体滴度高于急性期4倍以上有诊断价值。
4. 脑电图 以弥漫性或局限性异常慢波背景活动为特征。

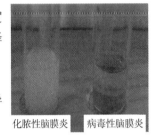

化脓性脑膜炎　病毒性脑膜炎

图 11-2 脑脊液外观对比

六、治疗要点

1. 药物治疗 阿昔洛韦或更昔洛韦，两种药物均需连用10～14天。主要对单纯疱疹病毒作用最强，对其他病毒如水痘-带状疱疹病毒、巨细胞病毒、EB病毒也有抑制作用。

2. 对症支持治疗
  （1）保持水、电解质平衡与合理的营养供给。
  （2）控制脑水肿和颅内压增高。
  （3）控制惊厥发作：降温、给予止惊剂（如苯巴比妥等）。
  （4）呼吸道和心血管功能的监护与支持。

七、护理诊断/问题

1. 体温过高 与病毒血症有关。
2. 躯体移动障碍 与昏迷、瘫痪有关。
3. 潜在并发症：颅内压增高。
4. 营养失调：低于机体需要量 与摄入不足有关。

八、护理措施

1. 保持呼吸道通畅 对卧床不起者，应注意及时吸痰、排痰、翻身，防止坠积性肺炎和压疮的发生。重症者必要时行气管切开术；保持水、电解质及酸碱平衡。

2. 高热护理
  （1）体温上升阶段：寒战时注意保暖。
  （2）发热持续阶段：物理降温或遵医嘱给予退热药。
  （3）退热阶段：及时更换汗湿衣服，防止受凉。

3. **病情观察** 严密观察生命体征，定期观察意识、瞳孔和呼吸节律的变化等，警惕脑疝的发生。

4. **肢体锻炼** 让患儿瘫痪的肢体处于功能位置；及早对患儿肢体肌肉进行按摩及做伸缩运动；恢复期患儿，鼓励并协助其进行肢体主动功能锻炼。

5. **昏迷护理**
（1）患儿取平卧位，肩背部稍垫高15°～30°，头偏向一侧，以便让分泌物排出。
（2）每2h翻身一次，轻拍背促痰排出，防止坠积性肺炎的发生。
（3）密切观察瞳孔及呼吸，保持呼吸道通畅，以防因改变体位致脑疝形成和呼吸骤停。
（4）控制惊厥、保持镇静，因躁动不安能加重脑缺氧。

九、健康指导

1. 主动向患儿和家长介绍病情、用药指导及护理方法。
2. 做好患儿及家长的心理护理。
3. 向家长提供日常生活护理及保护患儿的一般知识，并鼓励家长坚持做好智力训练和瘫痪肢体的功能训练。

要点回顾

1. 终身存在的神经反射有哪些？婴儿暂时性反射有哪些？
2. 化脓性脑膜炎在不同年龄段的主要致病菌有哪些？
3. 确诊化脓性脑膜炎的依据是什么？抗生素运用有哪些原则？
4. 病毒性脑膜炎、脑炎的主要致病菌是什么？抗病毒治疗常用哪些药物？

——●○ **模拟试题栏**——识破命题思路，提升应试能力 ○●——

一、专业实务

A₁型题

1. 下列有关儿童神经系统解剖生理特点正确的是
   A. 新生儿出生时大脑外观与成人完全不同
   B. 脊髓形成不全，对外界刺激反应迅速不易泛化
   C. 新生儿脊髓末端达第2～3腰椎下缘
   D. 4岁以上儿童在第4～5腰椎穿刺
   E. 儿童的脑耗氧量在基础代谢状态下占总耗氧量的50%

2. 下列出生时具备以后应消失的反射是
   A. 角膜反射　　　　B. 结膜反射
   C. 瞳孔反射　　　　D. 吞咽反射
   E. 觅食反射

3. 新生儿化脓性脑膜炎最常见的病原菌是
   A. 脑膜炎链球菌　　B. 肺炎链球菌
   C. 流感嗜血杆菌　　D. 大肠埃希菌
   E. 厌氧菌

4. 新生儿化脓性脑膜炎最常见的病原菌侵入途径是
   A. 脐部感染　　　　B. 呼吸道感染
   C. 皮肤化脓病灶　　D. 消化道感染
   E. 邻近组织感染扩散

5. 婴儿患化脓性脑膜炎时，脑膜刺激征出现较晚是因为
   A. 脑膜炎症反应轻

B. 机体抵抗力差
C. 神经系统发育不完善
D. 囟门未闭所起的缓冲作用
E. 颈部肌肉不发达所致

A₂型题

6. 某3个月婴儿进行体检，体检结果：体重6.3kg，身长62cm，握持反射存在，腹壁反射、提睾反射未引出，双侧巴宾斯基征阳性，属于
   A. 发育正常　　　　B. 发育迟缓
   C. 化脓性脑膜炎　　D. 呆小病
   E. 病毒性脑膜炎、脑炎

7. 患儿，男，2岁。因发热、头痛3天入院。入院后出现喷射性呕吐4次，嗜睡，体温38.3℃。脑脊液检查：压力增高，外观微浊，中性粒细胞增高，糖和氯化物下降。首要的护理措施是
   A. 立即静脉注射甘露醇
   B. 药物降温
   C. 密切观察瞳孔和呼吸变化
   D. 鼻饲
   E. 气管切开

8. 患儿，女，3岁。出现头痛、发热、呕吐及脑膜刺激征，诊断为化脓性脑膜炎，下列护理措施正确的是
   A. 患儿体温超过38.5℃时，应在30min内使体温

降至正常

　　B. 为防止呕吐，禁食禁饮

　　C. 不需记录24h出入液量

　　D. 鼓励家长探视与陪护

　　E. 给患儿采用头高足低位，集中护理操作

9. 患儿，男，8个月。右耳流脓3天后出现高热、抽搐2次。查体：左外耳道牵涉性疼痛，前囟饱满，颈项强直。最可能诊断为中耳炎合并

　　A. 败血症　　　　　　B. 病毒性脑炎

　　C. 化脓性脑膜炎　　　D. 脑脓肿

　　E. 高热惊厥

10. 患儿，女，6个月，诊断为化脓性脑膜炎。经抗生素治疗后，脑脊液颜色转澄清透明，但头围进行性增大，如下图所示。该患儿可能合并了

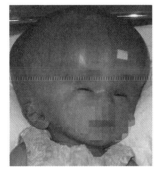

　　A. 脑积水　　　　　　B. 脑出血

　　C. 脑室管膜炎　　　　D. 脑脓肿

　　E. 中毒性脑病

11. 患儿，女，5个月。因发热3天，抽搐2次入院。体检颈部略有抵抗，前囟饱满，脑脊液检查示白细胞数为$1000 \times 10^6/L$，中性粒细胞90%。考虑为化脓性脑膜炎，引起该病的病原菌最可能是

　　A. 肺炎链球菌　　　　B. 大肠埃希菌

　　C. 流感嗜血杆菌　　　D. 脑膜炎球菌

　　E. 金黄色葡萄球菌

12. 患儿，男，2岁。诊断为化脓性脑膜炎，入院后出现意识不清，呼吸不规则，两侧瞳孔不等大，对光反射迟钝。该患儿可能出现的并发症是

　　A. 脑疝　　　　　　　B. 脑脓肿

　　C. 脑积水　　　　　　D. 脑室管膜炎

　　E. 癫痫

13. 患儿，女，8个月。确诊为化脓性脑膜炎合并硬膜下积液，按医嘱行放液处理，每次放液量最多不超过

　　A. 15ml　　　B. 20ml　　　C. 25ml

　　D. 30ml　　　E. 35ml

14. 患儿，女，2岁。3天前上呼吸道感染，出现发热，体温最高达39.6℃，继而出现头痛、呕吐和意识障碍，颈项强直，脑脊液培养出肺炎链球菌，遵医嘱使用青霉素，青霉素治疗的疗程是

　　A. 2～3天　　　　　　B. 4～5天

　　C. 6～7天　　　　　　D. 10～14天

　　E. 21天

A_3/A_4型题

（15～17题共用题干）

　　患儿，男，出生后26天。呕吐拒食，嗜睡2天。查体：面色青灰，前囟紧张，颅缝裂开，脐部可见少许脓性分泌物。

15. 该患儿最可能的诊断是

　　A. 病毒性脑炎　　　　B. 化脓性脑膜炎

　　C. 败血症　　　　　　D. 颅内出血

　　E. 新生儿脐炎

16. 为明确诊断最重要的检查是

　　A. 血常规　　　　　　B. 尿常规

　　C. 脑脊液检查　　　　D. 脑CT

　　E. 脐分泌物培养

17. 下列关于该患儿的护理措施中错误的是

　　A. 术后2h可抱起喂奶

　　B. 密切观察生命体征

　　C. 去枕平卧6h

　　D. 观察局部有无出血现象

　　E. 如颅内压高可按医嘱使用脱水剂

二、实践能力

A_1型题

18. 大多数患儿病毒性脑膜炎、脑炎的病原体为

　　A. 肠道病毒　　　　　B. 虫媒病毒

　　C. 呼吸道病毒　　　　D. 疱疹病毒

　　E. 流感病毒

19. 病毒性脑膜炎患儿的脑脊液检查结果中最可能出现的是

　　A. 外观浑浊　　　　　B. 压力降低

　　C. 细胞数减少　　　　D. 蛋白质正常

　　E. 糖和氯化物正常

20. 化脓性脑膜炎最常见的并发症是

　　A. 脑积水　　　　　　B. 硬脑膜下积液

　　C. 脑室管膜炎　　　　D. 呼吸衰竭

　　E. 脑性低钠血症

21. 对化脓性脑膜炎患儿的处理，正确的是

　　A. 保持安静，头偏向一侧以防窒息

　　B. 硬脑膜下穿刺时应头高足低位，固定头部

　　C. 重症患儿输液速度宜快，防止休克

D. 颅内压增高时应适量放出脑脊液

E. 硬脑膜下积液者可穿刺放液，每次不少于30ml

A₂型题

22. 患儿，男，10个月。反复惊厥3天，惊厥发作期间神志不清，伴高热烦躁。临床诊断为病毒性脑炎。惊厥发作期间首选药物为

A. 苯巴比妥　　　　B. 水合氯醛

C. 地西泮　　　　　D. 20%甘露醇

E. 复方氯丙嗪

23. 患儿，女，6个月。因发热3天、抽搐1次入院，体温波动于38.3～40℃，1天前出现频繁抽搐，伴喷射性呕吐。体格检查：精神萎靡，左耳有脓性分泌物，颈有抵抗，凯尔尼格征阳性，诊断为化脓性脑膜炎。目前该患儿最重要的护理措施是

A. 集中操作，避免一切不必要的刺激

B. 让患儿平卧位休息

C. 密切观察抽搐的表现

D. 注意监测患儿的体温

E. 准确记录呕吐量和性状

24. 患儿，女，1岁。出现喷射性呕吐，前囟紧张，临床诊断为化脓性脑膜炎，以下护理措施不正确的是

A. 严密观察患儿生命体征及瞳孔的变化

B. 保持室内安静，避免一切刺激

C. 将患儿头肩抬高15°～30°

D. 快速静脉滴注20%甘露醇

E. 增加补液量

25. 某化脓性脑膜炎患儿，护士在观察病情变化时，发现患儿瞳孔忽大忽小，两侧不等大，对光反射迟钝，血压升高。提示可能出现

A. 复发　　　　　　B. 前囟饱满

C. 脑疝　　　　　　D. 颅内压增高

E. 并发脑积水

26. 患儿，男，8个月。因化脓性脑膜炎入院，脑脊液细菌培养显示为脑膜炎双球菌感染，进行抗感染治疗首选的抗生素是

A. 头孢曲松　　　　B. 青霉素

C. 阿奇霉素　　　　D. 链霉素

E. 氯霉素

27. 患儿，女，2岁。因患病毒性脑膜炎经治疗病情好转，将要出院时护士对其的健康指导应重点强调

A. 介绍本病病因

B. 说明本病的预防方法

C. 介绍腰椎穿刺后的注意事项

D. 介绍用药护理

E. 介绍观察有无智力、肢体瘫痪障碍的方法

28. 患儿，男，3岁。以病毒性脑膜炎入院，经积极治疗后，患儿除左侧肢体仍活动不利，其他临床症状明显好转，家长要求出院休养，护士为其进行出院指导不正确的是

A. 给予高热量、高蛋白、高维生素饮食

B. 指导用药的注意事项

C. 患侧肢体保持功能位，尽量减少活动

D. 保持患儿心情舒畅

E. 指导定期随访

29. 患儿，男，3岁。以病毒性脑膜炎入院，通过病毒分离学检查确诊为单纯疱疹病毒感染，治疗时首选的药物是

A. 青霉素　　　　　B. 头孢克洛

C. 利巴韦林　　　　D. 阿昔洛韦

E. 干扰素

30. 患儿，男，2岁。以病毒性脑膜炎入院，若患儿在住院期间突然躁动不安，惊叫，护士为其采取的护理措施应除外

A. 保持呼吸道通畅

B. 不强加约束，以免引起颅内压升高

C. 发现并消除引起躁动的原因

D. 配合腰椎穿刺、脑脊液检查

E. 遵医嘱给予镇静药

A₃/A₄型题

（31～33题共用题干）

患儿，男，6岁，因发热、头痛3天入院。入院后精神萎靡，并出现喷射性呕吐3次。查体：体温39.5℃，前囟膨隆。脑积液检查：外观浑浊，压力增高，蛋白增多。血常规显示白细胞高，以中性粒细胞为主。

31. 该患儿可能的疾病诊断是

A. 结核性脑膜炎

B. 高热惊厥

C. 流行性脑脊髓膜炎

D. 病毒性脑炎

E. 化脓性脑膜炎

32. 针对该患儿采取的护理措施，错误的是

A. 保持病室温度在18～22℃，湿度50%～60%

B. 当患儿体温＞38.5℃时给予物理降温

C. 不能进食时，可给予鼻饲或静脉补充营养

D. 及时更换潮湿的衣服，脱衣时先脱患侧再脱

健侧

E. 严密观察患儿生命体征、神智、瞳孔的变化

33. 若患儿在住院过程中出现烦躁不安, 频繁呕吐, 四肢肌张力明显增高, 双侧瞳孔大小不等、对光反射迟钝, 应高度警惕患儿出现

A. 高热惊厥　　　　B. 休克

C. 脑疝　　　　　　D. 代谢性酸中毒

E. 脑脓肿

（34～36题共用题干）

患儿, 女, 20天。拒乳、呕吐、高热2天入院。体格检查: 体温38.8℃, 心率150次/分, 呼吸50次/分, 前囟饱满, 易激惹。血常规显示白细胞明显增高, 以中性粒细胞为主。初步诊断为化脓性脑膜炎。

34. 该患儿患化脓性脑膜炎的典型表现可能是

A. 面色青灰　　　　B. 高热不退

C. 前囟饱满　　　　D. 嗜睡、脑性尖叫

E. 临床表现不典型

35. 该患儿最可能感染的致病菌是

A. 大肠埃希菌　　　B. 葡萄球菌

C. 柯萨奇病毒　　　D. 脑膜炎双球菌

E. 肺炎链球菌

36. 为明确诊断, 遵医嘱给患儿行腰椎穿刺检查脑脊液, 可选用的位置一般在

A. 第1～2腰椎间隙　B. 第2～3腰椎间隙

C. 第3～4腰椎间隙　D. 第4～5腰椎间隙

E. 第5腰椎下缘

（37～39题共用题干）

患儿, 女, 11个月, 因发热2天, 呕吐、抽搐1天入院。诊断为化脓性脑膜炎, 曾用青霉素＋氯霉素治疗5天, 体温逐渐恢复正常。现在又出现发热、抽搐。查体前囟饱满紧张, 脑脊液检查: 蛋白4.5mg/L, 糖4.0mmol/L。

37. 应首先考虑的诊断为

A. 脑水肿　　　　　B. 脑脓肿

C. 脑瘫　　　　　　D. 脑膜炎复发

E. 硬脑膜下积液（脓）

38. 为进一步确诊, 应对该患儿选择的检查是

A. 腰椎穿刺　　　　B. 头颅 CT

C. 脑电图检查　　　D. 颅骨 X 线

E. 硬膜下穿刺

39. 若该患儿在体检的过程中出现了突然发呆, 双眼上翻, 四肢强直性痉挛运动, 应首先采取的措施是

A. 吸氧

B. 腰椎穿刺术

C. 保持呼吸道通畅、解除痉挛

D. 立即静脉注射20%甘露醇

E. 头颅 CT 检查

（40～43题共用题干）

患儿, 女, 10个月。因发热、咳嗽3天入院。入院后患儿体温持续不退, 达40℃, 频繁呕吐、嗜睡, 抽搐2次。体格检查: 胸、腹及四肢皮肤有瘀斑, 前囟紧张, 双肺呼吸音粗糙, 可闻及少许啰音。脑脊液检查: 外观浑浊, 压力升高, 蛋白增多, 糖和氯化物降低。

40. 该患儿可能发生的疾病是

A. 上呼吸道感染　　B. 支气管肺炎

C. 化脓性脑膜炎　　D. 高热惊厥

E. 败血症

41. 为尽快明确病因, 首先应选择的检查是

A. CT 检查　　　　　B. 血常规检查

C. 胸部 X 线检查　　D. 脑电图检查

E. 脑脊液涂片或细菌培养找病原菌

42. 为防颅内压增高, 患儿可侧卧位并将床头抬高

A. 10°～15°　　　　B. 15°～30°

C. 30°～35°　　　　D. 35°～40°

E. 45°～50°

43. 预防本病的发生以下健康指导中最重要的是

A. 预防上呼吸道感染

B. 积极锻炼身体

C. 注意个人卫生

D. 多吃水果、蔬菜

E. 按时接种各种疫苗

（刘菊红）

第12章　免疫性疾病患儿的护理

第1节　风　湿　热

一、概述　风湿热是一种由咽喉部感染 A 组乙型溶血性链球菌后发生的急性或慢性风湿性疾病，可反复发作，主要累及关节、心脏、皮肤和皮下组织。其主要表现为心肌炎、游走性关节炎、舞蹈病、环形红斑和皮下小结。好发年龄为 5～15 岁，冬春季较多见。

二、病因　风湿热是 A 组乙型溶血性链球菌致咽峡炎后的晚期并发症。在该菌引起的咽峡炎患儿中，0.3%～3% 于 1～4 周后发生风湿热。

三、病理生理　病变累及全身结缔组织，其基本病变是炎症和风湿小体。其主要累及心脏、关节和皮肤，以心脏损害最严重且多见。心内膜主要侵犯二尖瓣和（或）主动脉瓣，造成关闭不全。

四、临床表现

1. 前驱症状　发病前1～6周，常有咽喉炎或扁桃体炎等上呼吸道链球菌感染的病史，如发热、咽喉痛、颌下淋巴结肿大、咳嗽等症状。

2. 典型的临床表现

（1）发热：热型不规则，轻症患者常仅有低热或无发热，高热多见于儿童，成人多中等发热。

（2）★关节炎：典型的关节炎呈游走性、多发性，同时侵犯数个大关节，以膝、踝、肘、腕、肩关节较常见。急性发作时受累关节表现为红肿、灼热、疼痛和压痛，活动受限。

（3）心肌炎：是最严重的表现，初次发作时以心肌炎和心内膜炎最多见，同时累及心肌、心内膜、心包膜者，称为全心炎。典型的心肌炎患者常主诉心悸、气短、心前区不适。瓣膜炎可有心尖区收缩期杂音，早期杂音响度有易变性。

（4）舞蹈病：多发生在儿童，在风湿热的后期出现。表现为全身或部分肌肉无目的、不自主的快速运动，如伸舌歪嘴、挤眉弄眼、耸肩缩颈、语言障碍、书写困难等，兴奋或注意力集中时加剧，入睡后即消失。

（5）皮肤症状

1）★环形红斑：为环形或半环形的淡红色斑，大小不等、中央苍白（图12-1），多分布在躯干、肢体的近端，呈一过性，或时隐时现呈迁延性，可持续数周。

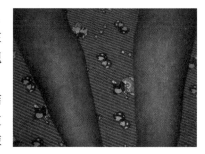

图12-1　环形红斑

2）皮下结节：常伴严重心肌炎，呈坚硬无痛结节，与皮肤无粘连，多发现于关节伸侧的皮下组织，尤其在肘、膝、腕、枕或胸腰椎棘突处。

五、辅助检查

1. 急性炎症测定　白细胞轻中度升高、红细胞沉降率增快、血清糖蛋白（α_1 糖蛋白是敏感的急性活动期指标）或黏蛋白增高、C 反应蛋白增高。

2. 链球菌检查　咽拭子培养、ASO 增高。

3. 免疫学检查 免疫球蛋白增高（IgG 和 IgM 变化较明显），补体 C_3、C_4、C_{3c} 增高，免疫复合物增高（其阳性率为 60% 以上）。

4. 超声心动图检查 风湿热心脏炎时，此检查可提示心脏增大、心包积液、心瓣膜增厚水肿及二尖瓣脱垂。

六、治疗要点

1. 一般治疗 注意保暖，避免潮湿、受寒。卧床休息的期限取决于心脏受累程度和心功能状态。急性关节炎患者早期应卧床休息，待红细胞沉降率、体温正常后开始活动。

2. 清除链球菌感染 青霉素是最有效的杀菌剂。常用剂量为 80 万～160 万 U/d，分 2 次肌内注射，持续 2 周。

3. ★抗风湿热治疗 首选药物为非甾体类药，常用阿司匹林。对心肌炎患儿首选糖皮质激素治疗，常用泼尼松。

> **锦囊妙"记"**
>
> A 组乙型溶血性链球菌感染的儿科疾病有急性肾小球肾炎、猩红热、风湿热等，这几种疾病均选青霉素抗感染治疗。

七、主要护理诊断/问题

1. 疼痛 与关节炎症有关。

2. 自理能力受限 与发热、关节炎症有关。

3. 潜在并发症：心力衰竭、风湿性心脏瓣膜病等。

4. 焦虑 与疾病的威胁有关。

八、护理措施

1. 心肌炎的护理

（1）★休息：绝对卧床休息，无心肌炎者 2 周，有心肌炎时轻者 4 周，重者 6～12 周，伴心力衰竭者待心功能恢复后再卧床 3～4 周，红细胞沉降率接近正常时方可逐渐下床活动。一般恢复至正常活动量所需时间是，无心脏受累者 1 个月，轻度心脏受累者 2～3 个月，严重心肌炎伴心力衰竭者 6 个月。

（2）饮食护理：给予易消化、高蛋白、高维生素食品，有心力衰竭者适当地限制钠盐和水，少量多餐，详细记录出入量，并保持大便通畅。

（3）用药护理：遵医嘱用泼尼松抗风湿治疗，有心力衰竭者加用洋地黄制剂的同时配合吸氧、利尿、维持水电解质平衡等治疗。

2. 关节炎的护理 关节痛时，患儿取舒适体位，避免痛肢受压，移动肢体时动作轻柔，可采用关节热敷、理疗等止痛。

3. 用药护理 重症患儿应用泼尼松总疗程为 8～12 周，轻症患儿应用阿司匹林的总疗程为 3～6 周，服药期间应注意副作用。

（1）阿司匹林：可引起胃肠道反应、肝损害和出血。饭后服用或同服氢氧化铝可减少对胃的刺激。加用维生素 K 防止出血。阿司匹林引起多汗时应及时更衣防受凉。

（2）糖皮质激素：可引起满月脸、肥胖、消化道溃疡、肾上腺皮质功能不全、精神症状、血压增高、电解质紊乱、免疫抑制等。

（3）洋地黄制剂：心力衰竭患儿需用洋地黄制剂治疗，心肌炎时对洋地黄敏感且易出现中毒，注意有无恶心呕吐、心律不齐、心动过缓等副作用，并应注意补钾。

4. 心理护理 关心爱护患儿，帮助家长消除焦虑、紧张的情绪。

九、健康指导

1. 注意卫生，居室要通风、防潮、保暖，尤其对人口较集中的场所尤为注意，以避免链球菌的传播。

2. 加强体育锻炼，提高机体免疫力。

3. 对咽喉炎或扁桃体炎应积极抗感染治疗。

4. ★预防风湿热复发，首选长效青霉素，常用苄星青霉素，120 万 U/月，肌内注射。儿童患者最少预防至 18 岁。

第2节 过敏性紫癜

一、概述 过敏性紫癜又称亨-舒综合征，是以小血管炎为主要病变的血管变态反应性疾病。临床特点为血小板不减少性紫癜，常伴关节肿痛、腹痛、便血、血尿和蛋白尿。多见于2～8岁儿童，男孩多于女孩。一年四季均可发病，以春秋季多见。

二、病因 本病病因尚未明确，目前认为与某种致敏因素引起的自身免疫反应有关。致敏原可为病原体（细菌、病毒等）、药物（抗生素等）、食物（鱼、虾、蛋、奶）或花粉、昆虫叮咬等。

三、病理生理 本病是以小血管变态反应性炎症为病理基础的结缔组织病，引起皮肤、黏膜及内脏器官出血和水肿。

四、临床表现

1. ★皮肤紫癜 常为首发症状，反复出现皮肤紫癜为本病特征，多见于四肢和臀部，对称分布，伸侧较多，分批出现，面部及躯干较少见。皮肤紫癜一般在4～6周后消退，部分患儿间隔数周、数月后又复发。

2. 胃肠道症状 约2/3病例出现胃肠道症状。由血管炎引起的肠壁水肿、出血、坏死或穿孔是产生胃肠道症状的主要原因。一般以阵发性剧烈腹痛为主，疼痛部位常为脐周或下腹部，可伴恶心、呕吐、腹泻及血便。

3. ★关节症状 约1/3病例可出现关节肿痛和活动受限，为单个或多个大关节的损害，以膝关节、踝关节最常受累，呈游走性，一般无红热，不遗留关节畸形。

4. 肾脏症状 约1/3病例出现肾脏病变，常在病后1～8周出现血尿、蛋白尿及管型，伴血压增高和水肿，称为紫癜性肾炎。

5. 其他表现 偶可发生颅内出血，导致惊厥、瘫痪、昏迷、失语。有出血倾向包括鼻出血、牙龈出血、咯血等。偶尔累及循环、呼吸系统。

五、辅助检查

1. 血常规 白细胞正常或增加，中性粒细胞和嗜酸性粒细胞可升高。血小板计数、凝血时间、血块退缩正常。部分患儿毛细血管脆性试验阳性。

2. 尿常规 尿中可有红细胞、蛋白质、管型，重者有肉眼血尿。

3. 大便隐血试验 阳性。

六、治疗要点

1. 一般治疗 卧床休息，积极寻找和去除致病因素，如控制感染。对症支持治疗，如用抗组胺药物抗过敏治疗。

2. 糖皮质激素和免疫抑制剂 激素对急性腹痛和关节痛可予以缓解，常用泼尼松。严重过敏性紫癜肾炎可在激素使用基础上加用免疫抑制剂如环磷酰胺或硫唑嘌呤。

3. 抗凝治疗 可用阻止血小板聚集和血栓形成的药物，如阿司匹林；如伴明显高凝状态，可予以低分子肝素治疗。

七、主要护理诊断/问题

1. 皮肤黏膜完整性受损 与变态反应性毛细血管炎有关。

2. 疼痛 与关节和肠道变态反应性炎症有关。

3. 潜在并发症：消化道出血、紫癜性肾炎、肾病综合征等。

八、护理措施

1. 急性期 应卧床休息。★不要食用易引起过敏的鱼、虾、牛奶等。

2. 症状护理 腹痛时应卧床休息，禁止腹部热敷，遵医嘱皮下注射阿托品以缓解疼痛；关节肿痛患者应保护病变部位，避免外伤，置受累关节于合适位置，尽量减少活动，以减轻疼痛，促进出血的吸收。

3. 用药护理 应向使用糖皮质激素治疗的患儿及家属讲明可能出现的不良反应，并加强护理。嘱应用免疫抑制剂环磷酰胺（可引起出血性膀胱炎）患儿多饮水，并碱化尿液。

4. 病情观察 注意观察患儿有无突发较重的腹痛、肠鸣音增强、腹部压痛及大便性质改变。注意观察尿色、尿量和尿液有无异常，定时做尿常规检查。

九、健康指导

1. 积极预防上呼吸道感染和 A 组乙型溶血性链球菌感染。
2. 加强体育锻炼，增强体质，保持愉快心情。
3. 清淡饮食，避免摄入能引起过敏反应的食物。
4. 不慎接触过敏原时，应仔细观察反应，发现症状及时就诊。

第 3 节　川　崎　病

一、概述　川崎病又称皮肤黏膜淋巴结综合征，是一种以全身小血管炎为主要病变的急性发热出疹性儿童疾病。临床症状以发热、结膜炎、皮疹、颈部淋巴结肿大为主要表现。好发于婴幼儿或学龄期儿童，男孩多于女孩。最严重的危害是可发生心脏并发症，因冠状动脉损伤而导致心肌缺血，心肌梗死是主要的死亡原因。

二、病因　本病病因尚不清楚，可能与感染、免疫反应、环境污染、药物、化学试剂等因素有关。

三、病理生理　本病是易感宿主对多种感染病原触发的一种免疫介导的全身性血管炎。病变可累及中小动脉、静脉和毛细血管，可侵犯全身多系统。★最明显的是冠状动脉病变，严重者出现冠状动脉瘤和心肌梗死，为猝死的主要原因。

四、临床表现

1. 主要表现
（1）发热：★是最早出现的症状，呈稽留热或弛张热，体温可达 39～40℃，持续 1 周至数周，抗生素治疗无效。
（2）球结膜充血：起病后 3～4 天出现，无脓性分泌物和流泪，热退后消散。
（3）唇和口腔情况：口唇干燥潮红、皲裂、出血和结痂。口腔黏膜充血，舌常呈草莓舌，但无溃疡。
（4）皮疹：多于发热 5 天内出现皮疹，呈向心性和多形性，如红斑状和猩红热样皮疹，皮疹 1 周左右消退。★如在原卡介苗接种处重新出现红斑、疱疹、溃疡或结痂为本病特有体征。
（5）手足硬肿：手足皮肤广泛硬性肿胀，指（趾）梭形肿胀，伴疼痛和关节强直。★恢复期指（趾）端甲下与皮肤交界处出现膜状脱皮，指（趾）甲有横沟，重者指（趾）甲可脱落，是本病的特征。
（6）淋巴结肿大：颈淋巴结肿大、质硬、轻压痛，局部皮肤不发红。

2. 心脏表现　少见，是本病最严重的表现。于病程 1～6 周可出现心肌炎、心包炎和心内膜炎；发生冠状动脉瘤或狭窄者可无临床表现；冠状动脉损害多发生于病程 2～4 周。心肌梗死和冠状动脉瘤破裂可导致心源性休克甚至猝死。

3. 其他症状　可有间质性肺炎、无菌性脑膜炎、消化道症状（呕吐、腹痛、腹泻、肝大、黄疸等）、关节疼痛和肿胀。

五、辅助检查

1. 血液检查　轻度贫血，白细胞计数升高、中性粒细胞升高，血小板计数后期升高。
2. 生化检查　红细胞沉降率增快、C 反应蛋白增高、免疫球蛋白增高是本病炎症活动指标。
3. 其他检查　根据患儿病情进行心电图、超声心动图或 B 超检查。

六、治疗要点

1. 除对症和支持疗法外，主要是对抗血管炎症和对抗血小板聚集。最佳治疗方案为★阿司匹林和大剂量丙种球蛋白联用，辅以双嘧达莫或尿激酶。
2. 用抗组胺药物和钙剂等抗过敏治疗，严重时应用糖皮质激素。

七、主要护理诊断/问题

1. 体温过高　与感染、免疫反应等因素有关。
2. 口腔黏膜改变　与小血管炎有关。

3. 皮肤完整性受损　与小血管炎有关。

4. 潜在并发症：心肌梗死等。

八、护理措施

1. 控制体温　急性期患儿应绝对卧床休息，维持病室适宜的温、湿度；监测体温、观察热型及伴随症状，选择合适的降温方法以防高热惊厥的发生；鼓励患儿多饮水或遵医补液，指导家长合理喂养，以补充充足的营养和水分。

2. 加强皮肤护理　评估皮肤病损情况，协助患儿勤剪指甲，避免患儿抓挠皮肤。每日用软布擦洗皮肤，便后清洗臀部，动作轻柔。遵医嘱选择皮肤保护剂对脱屑部位皮肤进行保护。

3. 加强口腔护理　评估患儿口腔黏膜病损情况，嘱患儿清淡饮食，多饮水、勤漱口、每日进行口腔护理2～3次。在口唇干燥、皲裂时可予以护唇油。

4. 密切观察病情　密切监测患儿生命体征，观察有无心血管损害的症状，如面色、精神状态、心率、心律、心音等。遵医嘱予以心电监护，注意有无心动过速、心律失常、心音低、心脏杂音及心电图改变等，根据心血管损害程度采取相应的护理措施。

九、健康指导

1. 及时向家长交代病情，嘱其配合医护人员定期做心电图、超声心动图等检查。

2. 指导家长合理安排患儿的日常生活，避免情绪激动和过度活动。

要点回顾

1. 风湿热的主要发病原因是什么？风湿热时关节受累时有何特点？如何指导风湿热患儿休息？

2. 过敏性紫癜患儿的首发症状是什么？过敏性紫癜患儿腹痛时如何护理？过敏性紫癜患儿关节肿痛时如何护理？

3. 川崎病患儿的主要临床表现有哪些？如何对川崎病患儿进行皮肤护理？

●○ 模拟试题栏——识破命题思路，提升应试能力 ○●

一、专业实务

A_1型题

1. 儿童风湿热最主要的危害是

　A. 咽峡炎　　　　　B. 关节炎

　C. 舞蹈病　　　　　D. 心肌炎

　E. 环形红斑

2. 儿童风湿热关节痛的表现为

　A. 固定于少数关节　B. 剧烈难忍

　C. 游走性　　　　　D. 关节疼痛后不会再复发

　E. 膝关节痛活动后缓解

3. 病变累及小动脉、小静脉和毛细血管的血管炎综合征是

　A. 急性白血病　　　B. 风湿性关节炎

　C. 过敏性紫癜　　　D. 川崎病

　E. 系统性红斑狼疮

4. 以小血管炎为主要病变的系统性血管炎为病理基础的疾病是

　A. 风湿性心脏病　　B. 风湿性关节炎

　C. 过敏性紫癜　　　D. 皮肤黏膜淋巴综合征

　E. 原发性免疫缺陷病

5. 控制儿童风湿热复发首选的药物是

　A. 糖皮质激素　　　B. 氯霉素

　C. 链霉素　　　　　D. 苄星青霉素

　E. 阿司匹林

A_2型题

6. 患儿，女，因发热10天，游走性大关节炎入院，护士评估风湿热患儿主要致病菌为

　A. 流感嗜血杆菌

　B. 呼吸道合胞病毒

　C. A组乙型溶血性链球菌

　D. 大肠埃希菌

　E. 肺炎链球菌

7. 患儿，男，8岁。诊断为风湿热，对该患儿的父母采集健康史时，应重点询问患儿在确诊风湿热病

前有无
A. 尿路感染　　　　　B. 急性咽喉炎
C. 接触性皮炎　　　　D. 消化道感染
E. 心血管疾病

8. 患儿，男，4岁。因确诊川崎病入院，在住院期间患儿心搏、呼吸骤停，经抢救无效死亡，患儿可能的死亡原因是
A. 发热　　　　　　　B. 猩红热样皮疹
C. 颈淋巴结肿大　　　D. 心肌梗死
E. 肝脏损害

A_3/A_4 型题
（9～11题共用题干）

患儿，男，6岁。因四肢皮肤紫癜伴阵发性剧烈腹痛3天入院，初步诊断为过敏性紫癜。

9. 该病发病年龄多见于
A. 婴幼儿　　　　　　B. 学龄前期儿童
C. 学龄期儿童　　　　D. 青少年
E. 新生儿

10. 该病的主要病理基础是
A. 心肌炎　　　　　　B. 毛细血管破裂
C. 小关节炎　　　　　D. 毛细血管炎症
E. 小动脉炎

11. 该患儿的实验室检查结果正确的是
A. 纤维蛋白减少
B. 血小板明显减少
C. 血红蛋白明显减少
D. 凝血时间延长
E. 血小板和出、凝血时间正常

（12～14题共用题干）

患儿，女，5岁。因发热10天，膝关节肿痛1周入院，初步诊断为风湿热。

12. 下列哪项不是该患儿可能有的患病特点
A. 患儿多为急性起病，病程很短
B. 病程中发作与缓解交替出现
C. 患儿的临床表现可与其他风湿热患儿存在个体差异
D. 患儿需长期服药
E. 对治疗的反应患儿可与其他患儿不完全一致

13. 现遵医嘱给该患儿注射青霉素，其目的是
A. 控制心力衰竭
B. 控制风湿活动
C. 彻底清除链球菌感染
D. 减少心脏瓣膜病的发生
E. 控制溶血性链球菌咽峡炎

14. 患儿在遵医嘱使用青霉素和阿司匹林治疗后4天，出现食欲减退、恶心等胃肠道不适表现，护士可以给予的正确指导是
A. 饭后服用阿司匹林
B. 餐中服用阿司匹林
C. 停用青霉素
D. 减少阿司匹林用量
E. 阿司匹林与维生素C同服

二、实践能力

A_1 型题

15. 对出现急性腹痛的过敏性紫癜患儿有效的药物是
A. 环磷酰胺　　　　　B. 抗组胺类药
C. 泼尼松　　　　　　D. 阿司匹林
E. 钙剂

16. 川崎病特有体征是在原卡介苗接种处重新出现
A. 多发性紫癜
B. 红斑、疱疹、溃疡或结痂
C. 大面积皮疹
D. 皮下硬肿
E. 干燥潮红、皲裂

17. 下列关于风湿热的关节炎特点描述错误的是
A. 主要累及大关节
B. 局部可呈红、肿、热、痛和功能障碍
C. 呈游走性和多发性
D. 经治疗后可治愈
E. 常留有畸形

A_2 型题

18. 患儿，女，5岁。因四肢皮肤紫癜4天入院，初步考虑为过敏性紫癜。下列不是过敏性紫癜特点的是
A. 紫癜大小不等
B. 皮肤紫癜的颜色始终为紫红色
C. 常对称分布
D. 压之褪色
E. 多见于下肢及臀部

19. 患儿，女，4岁。因川崎病住院，其特征性的表现是
A. 指、趾端甲床与皮肤交界处出现膜状脱皮
B. 猩红热样皮疹　　C. 草莓舌
D. 稽留热　　　　　E. 颈淋巴结肿大

20. 患儿，女，8岁。因风湿热住院，遵医嘱使用青霉素和阿司匹林治疗。下面哪项不是该患儿可能有的临床表现
A. 关节炎主要累及大关节

B. 皮下小结节

C. 环形红斑

D. 舞蹈症

E. 关节伴有发冷和酸麻胀痛感

A_3/A_4型题

（21～23题共用题干）

患儿，男，10岁。因双下肢皮肤出现紫红色出血点来院就诊，经检查确诊为过敏性紫癜。

21. 该病可能的首发症状是

A. 皮肤紫癜   B. 血尿和蛋白尿

C. 可累及大关节   D. 突发性腹痛

E. 水肿、高血压

22. 目前该患儿双下肢及臀部出现大量紫癜。此时护士在采取措施保护患儿皮肤之余，还应注意预防

A. 消化道出血   B. 心脏损害

C. 口唇皲裂   D. 颈淋巴结肿大

E. 高热

23. 近日患儿主诉腹痛、恶心，有黑便，护士应叮嘱患儿采取哪种饮食护理

A. 禁食禁饮   B. 半流饮食

C. 无盐饮食   D. 无渣饮食

E. 高纤维饮食

（24～27题共用题干）

患儿，男，4岁。因发热8天，伴肘和膝关节肿痛入院。体格检查：心率173次/分，心音低钝，肝右肋下2.5cm。实验室检查：ASO＞500U，红细胞沉降率59mm/h。临床诊断为风湿热，伴心功能不全。

24. 该患儿的首选药物是

A. 地塞米松   B. 吗啡

C. 青霉素   D. 阿司匹林

E. 洋地黄类药物

25. 按医嘱该患儿长期应用长效青霉素，其目的是

A. 控制感染病灶

B. 预防复发和防止心脏继续受损

C. 防止关节畸形

D. 控制风湿活动的加剧

E. 减轻舞蹈病症状

26. 护士指导该患儿控制活动量时，下列不妥的是哪项

A. 急性期无心肌炎时卧床休息2周

B. 有心肌炎时轻症卧床休息4周，重症卧床休息6～12周

C. 红细胞沉降率接近正常时方可下床活动

D. 红细胞沉降率接近正常时，仍应限制剧烈活动

E. 严重心肌炎伴心力衰竭者1年后恢复正常活动

27. 患儿关节肿痛，活动受限时的护理措施不包括下列哪项

A. 移动患儿肢体要轻柔

B. 避免受损关节受压

C. 每日按时服用止痛药

D. 保持肢体处于舒适体位

E. 可给予关节热敷、理疗

（28～30题共用题干）

患儿，女，7岁。因持续高热6天，双眼结膜充血，口唇皲裂入院。体格检查：体温39.3℃，躯干散在分布荨麻疹样皮疹，手足出现硬性水肿，指甲有横沟。

28. 患儿主诉舌头疼痛，护士检查其口腔发现舌头如下图所示，该患儿的舌头可以称为

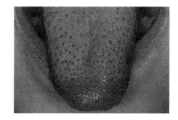

A. 草莓舌   B. 杨梅舌

C. 地图舌   D. 裂纹舌

E. 正常情况

29. 该患儿可能的疾病诊断是

A. 风湿热   B. 川崎病

C. 过敏性紫癜   D. 猩红热

E. 贫血

30. 该患儿最佳的治疗方案是

A. 阿司匹林＋大剂量丙种球蛋白＋双嘧达莫

B. 阿司匹林＋大剂量丙种球蛋白＋青霉素

C. 阿司匹林＋青霉素＋氯丙嗪

D. 大剂量丙种球蛋白＋青霉素＋尿激酶

E. 泼尼松＋氯丙嗪＋阿司匹林

（刘菊红）

第13章　常见传染病患儿的护理

第1节　传染病总论

一、传染过程　传染过程简称传染，是指病原体侵入人体，人体与病原体相互作用、相互斗争的过程。是否引起疾病取决于病原体的致病力和机体的免疫力两个因素，而产生5种不同的结局。

1. 病原体被清除
   - （1）被人体的非特异性免疫屏障如胃酸所清除。
   - （2）被人体的特异性被动免疫所中和，如来自母体经胎盘传给胎儿的抗体。
   - （3）被预防注射或感染后获得的特异性主动免疫清除。

2. 隐性感染　病原体感染人体后，引起机体发生特异性免疫应答，但不引起或仅引起轻微的组织损伤，临床上无任何症状、体征，只有通过免疫学检查发现特异性抗原或抗体。

3. 显性感染　病原体感染人体后，不但引起机体发生免疫应答，而且引起组织损伤和病理改变，出现临床症状、体征。

4. 病原携带者　按病原携带的持续时间3个月以下或以上分别称为急性或慢性携带者。其共同特点是无明显临床症状，而持续排出病原体。病原携带者是传染病重要的传染源。

5. 潜伏性感染　指传染过程中，病原体与人体相互作用时，保持暂时的平衡状态，不出现临床表现，但当机体防御功能减低时，原已潜入在人体内的病原体便乘机繁殖，引起发病，如带状疱疹、疟疾。潜伏性感染期间病原体不排出体外，这与病原携带者不同。

★二、传染病的基本特征
1. 有病原体。
2. 有传染性。
3. 有流行性、季节性、地方性。
4. 感染后免疫性。

★三、传染病流行的三个环节
1. 传染源。
2. 传播途径。
3. 人群易感性。

四、影响流行过程的因素
1. 自然因素　气候、温度、湿度、地理环境等。
2. 社会因素　社会经济、文化教育、生活水平及公共卫生设施和劳动环境等。

★五、传染病的临床特点
1. 潜伏期　指病原体侵入机体之后至出现临床症状之前的这一阶段，是确定传染病检疫期、隔离期的重要依据。
2. 前驱期　指起病至开始出现该病明显症状为止。
3. 出疹期　出现该传染病所特有的症状、体征。
4. 恢复期　症状、体征基本消失，如较长时间机体功能仍不能恢复正常则称为后遗症。

六、传染病的预防

★ 1. 管理传染源

（1）甲类为强制管理传染病，包括鼠疫、霍乱2种。城镇要求2h内上报，农村不超过6h。

（2）乙类为严格管理传染病，包括严重急性呼吸综合征（传染性非典型肺炎）、艾滋病、病毒性肝炎、脊髓灰质炎、人感染高致病性禽流感、麻疹、流行性出血热、狂犬病、流行性乙型脑炎、登革热、炭疽、细菌性和阿米巴性痢疾、肺结核、伤寒和副伤寒、流行性脑脊髓膜炎、百日咳、白喉、新生儿破伤风、猩红热、布鲁氏菌病、淋病、梅毒、钩端螺旋体病、血吸虫病、疟疾、人感染H7N9禽流感、新型冠状病毒感染27种。城镇要求12h内上报，农村不超过24h。

（3）丙类为监测管理传染病，包括流感、流行性腮腺炎、风疹、急性出血性结膜炎、麻风病、流行性和地方性斑疹伤寒、黑热病、棘球蚴病、丝虫病，除霍乱、细菌性和阿米巴性痢疾、伤寒和副伤寒以外的感染性腹泻病10种。在监测点内按乙类传染病方法报告。

2. 切断传播途径

（1）消化道传染病：主要应采取管理饮食、管理粪便、保护水源、消灭苍蝇、饭前便后洗手、加强个人卫生等措施。

（2）呼吸道传染病：要保持室内空气新鲜、加强通风、空气消毒、外出戴口罩及流行期间避免大型集会等。

（3）虫媒传染病：以防虫、杀虫和驱虫措施为主。

3. 保护易感人群

（1）提高人群非特异性免疫力。

（2）提高人群特异性免疫力。

（3）药物预防。

七、儿童传染病的护理管理

（1）建立预诊制度。

（2）疫情报告。

（3）隔离制度。

（4）消毒制度

1）预防性消毒：对疑有传染源存在和可能被病原体污染的场所与物品进行消毒。

2）随时消毒：对传染源的排泄物、分泌物及被污染的物品和场所随时进行消毒。

3）终末消毒：传染病患者出院、转科或死亡后，对患者、病室及用物进行一次彻底的消毒。

（5）观察病情。

（6）卫生宣教。

★第2节 麻 疹

一、概述 麻疹是麻疹病毒引起的一种急性出疹性呼吸道传染病。临床上以发热、上呼吸道炎、结膜炎、口腔麻疹黏膜斑及全身斑丘疹为主要表现。

二、病因及流行病学特点（表13-1）

★★表13-1 各种传染病的病因及流行病学特点

疾病	病因	流行病学特点			
		传染源	传播途径	易感人群	流行特点
麻疹	麻疹病毒	患者是唯一传染源。出疹前5天至出疹后5天均有传染性，如合并肺炎传染性可延长至出疹后10天	主要通过空气飞沫传播。密切接触者可经污染病毒的手传播	普遍易感	全年均可发病，冬、春两季为主，好发年龄为6个月至5岁。病后获得终身免疫
水痘	水痘-带状疱疹病毒	患者是唯一的传染源，出疹前1日至疱疹全部结痂时均有传染性，且传染性极强	通过飞沫或直接接触传播	普遍易感	一年四季均可发病，以冬春季高发。传染后获得持久免疫力

续表

疾病	病因	流行病学特点			
		传染源	传播途径	易感人群	流行特点
猩红热	A组乙型溶血性链球菌	患者及带菌者为主，自发病前24h至疾病高峰传染性最强	主要通过空气飞沫直接传播，亦可由食物、玩具、衣服等物品间接传播。偶可经伤口、产道污染而传播	普遍易感	四季皆可发生，以冬春季多见
流行性腮腺炎	腮腺炎病毒	患者和隐性感染者为本病的传染源，自腮腺肿大前6天到发病后9天内（即消肿后3天）均有传染性	主要通过直接接触、飞沫传播，也可经唾液污染的食具、玩具等途径传播	普遍易感	全年可发病，以冬、春季为主，感染后一般能获持久的免疫力
中毒型细菌性痢疾	痢疾杆菌（志贺菌属）	患者及带菌者	经粪-口途径传播，受污染的食物、玩具等也可传播本病	2~7岁小儿为主	一年四季均有发病，以夏秋季为高峰，易重复感染或再发

三、病理生理/发病机制

麻疹病毒不耐热，对日光和消毒剂均敏感。55℃时15min被破坏。在流通的空气或日光中30min失去活力。麻疹病毒侵入上呼吸道和眼结膜上皮细胞，在其内复制并通过淋巴组织进入血液，形成第一次病毒血症。此后病毒被单核细胞吞噬，大量繁殖，再次侵入血液，引起第二次病毒血症，出现高热和皮疹。免疫反应受到抑制，常并发各种并发症。重者出现出血性皮疹，循环衰竭时皮疹不透。麻疹系全身性疾病，由于皮疹处红细胞裂解，疹退后遗留棕色色素沉着。

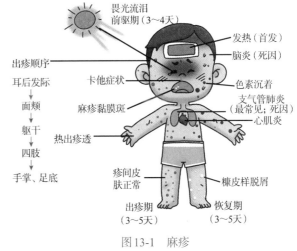

图13-1 麻疹

四、临床表现

1. 主要表现（图13-1、表13-2）

★★表13-2 麻疹的主要表现

时期	持续时间	主要表现
潜伏期：潜伏期末有传染性	6~18天，平均10天	轻度发热、精神差、全身不适
前驱期（出疹前期）：传染性最强	3~4天	发热为首发症状，同时伴有流涕、咳嗽、流泪等类似感冒症状，结膜充血、流泪、畏光及眼睑水肿是本病特点。在口腔黏膜靠第一臼齿处的麻疹黏膜斑［科氏斑（koplikspot）］持续1~2天逐渐消失，对麻疹的早期诊断有特殊意义
出疹期：发热高峰期	3~5天	皮疹从发热3~4天后开始出现，出疹顺序：耳后发际→面颊→躯干→四肢→手掌、足底。疹间皮肤正常。此期全身中毒症状及咳嗽加剧，肺部可闻及少量湿啰音，全身淋巴结及肝脾大
恢复期：不带病毒（无传染性）	3~5天	体温下降，全身症状明显减轻。皮疹按出疹的先后顺序消退，可有麦麸样脱屑及浅褐色色素沉着，1~2周后完全消失

2. 并发症

（1）支气管肺炎：是出疹1周内最常见的并发症，占死因的90%以上。

（2）喉炎。

（3）心肌炎。

（4）麻疹脑炎：出疹后2~6天发生，病死率高，与麻疹轻重无关。

（5）结核病恶化。

（6）营养不良与维生素A缺乏症。

锦囊妙"记"

热3热4出疹始于耳，疹前疹中疹后三三三，疹间皮肤如往常，皮疹消退同始耳。

五、辅助检查及治疗要点（表13-3）

★表13-3　各种传染病辅助检查及治疗要点

疾病	辅助检查	治疗要点
★麻疹	酶联免疫吸附试验检测血清中麻疹IgM抗体有早期诊断价值	加强护理（眼睛、口腔）、对症治疗、中药透疹治疗、预防感染
★水痘	（1）血常规示白细胞正常或偏高 （2）可做血清特异性抗体IgM检查	（1）对症治疗：皮肤瘙痒时可局部应用炉甘石洗剂或口服抗组胺药。发热时给予退热剂。忌用阿司匹林以免增加瑞氏综合征的危险；皮质激素可导致病毒播散，一般不宜使用 （2）抗病毒治疗：阿昔洛韦为首选药物，一般在水痘发病后48h内应用才有效（24h内最好）
★猩红热	（1）白细胞总数增高，可达（10～20）×10^9/L，中性粒细胞占80%以上 （2）取咽拭子或其他病灶分泌物培养，可得到乙型溶血性链球菌	（1）首选青霉素治疗，每日2万～4万U/kg，分2次肌内注射，共7～10天 （2）对青霉素过敏或耐药者可用红霉素或第一代头孢菌素治疗 （3）中毒症状重或伴休克症状者，应给予相应处理，防治并发症
流行性腮腺炎	（1）外周白细胞数正常或稍降低，淋巴细胞相对增多 （2）病程早期血清和尿液淀粉酶增高（与腮腺肿胀平行），并发胰腺炎者显著增高，且脂肪酶也增高 （3）血清或脑脊液中特异性IgM抗体增高	本病是自限性疾病，无特殊疗法，主要是对症和支持治疗
★中毒型细菌性痢疾	（1）周围血白细胞总数和中性粒细胞增加 （2）大便黏液脓血样，镜检可见大量脓细胞、红细胞及巨噬细胞 （3）从粪便标本中培养出痢疾杆菌是确诊的最直接的证据 （4）在夏、秋季，对2～7岁儿童突然高热，伴有脑病或中毒性休克者应疑为本病，立即做粪便检查。如当时患者尚无腹泻，可用冷盐水灌肠取便	（1）病原治疗：选用对痢疾杆菌敏感的抗生素（如阿米卡星、氨苄西林、第三代头孢菌素等）静脉用药，病情好转后改口服，疗程不短于5～7天。成年人首选喹诺酮类药物（诺氟沙星） （2）肾上腺皮质激素：选用地塞米松短程大剂量静脉滴注 （3）防治脑水肿及呼吸衰竭：静脉注射20%甘露醇脱水治疗；惊厥时用地西泮、苯巴比妥钠、10%水合氯醛，必要时采取人工冬眠疗法 （4）防治循环衰竭 1）扩充血容量，维持水电解质平衡，用2∶1等张含钠液或5%右旋糖酐 2）纠正酸中毒：用5%碳酸氢钠 3）解除微循环痉挛：莨菪碱类药物或多巴胺 4）根据心功能情况使用毛花苷丙

六、主要护理诊断/问题

1. 体温过高　与病毒血症有关。
2. 有皮肤完整性受损的危险　与皮疹有关。
3. 有感染的危险　与机体免疫力低下有关。

七、护理措施

（1）高热的护理
　1）绝对卧床休息至皮疹消退、体温正常。
　2）出疹期不宜用药物或物理方法强行降温，尤其是乙醇擦浴、冷敷等物理降温，以免影响透疹。体温超过40℃时可用小量的退热剂，以免发生惊厥。

（2）皮肤黏膜的护理
　1）保持床单整洁干燥和皮肤清洁，勤剪指甲，防抓伤皮肤继发感染。
　2）用生理盐水清洗双眼，再滴入抗生素眼液或眼膏，可加服维生素A预防眼干燥症。
　3）及时评估透疹情况，如透疹不畅，可用鲜芫荽煎水服用并抹全身，以促进血液循环，使皮疹出齐、出透，平稳度过出疹期。

（3）饮食护理
　1）发热期间给予清淡易消化的流质饮食，少量多餐。
　2）多喂白开水及热汤，利于排毒、退热、透疹。
　3）恢复期应添加高蛋白、高维生素的食物。

（4）防止呕吐物或泪水流入外耳道发生中耳炎，及时清除鼻痂，加强口腔护理，多喂白开水。

（5）观察病情变化：麻疹并发症多且重，为及早发现，应密切观察病情。

★★（6）预
防感染的
传播
　1）隔离患儿：①对患儿宜采取呼吸道隔离至出疹后 5 天。②有并发症者延至出疹后 10 天。③接触的易感儿隔离观察 21 天。
　2）切断传播途径：①每日用紫外线消毒患儿房间或通风 0.5h。②衣物用后应在阳光下暴晒，减少不必要的探视。③医务人员接触患儿前后应洗手、更换隔离衣。
　3）保护易感人群：①对 8 个月以上未患过麻疹的儿童可接种麻疹疫苗（主动免疫）。②易感儿接触患者后 2 天内接种疫苗有预防效果。③接触后 5 天内注射人血丙种球蛋白或胎盘球蛋白可免于发病，6 天后注射可减轻症状，有效免疫期 1～8 周（被动免疫）。

八、健康指导

1. 指导家长对患儿居室定期紫外线消毒，保持室内清洁，空气新鲜，阳光充足。用过的餐具煮沸消毒。玩具、用物定期拿到户外阳光下暴晒。
2. 指导家长做好患儿口、眼、鼻部的护理，多喂白开水，可用生理盐水或 2% 硼酸溶液洗漱。
3. 向家长及社区群众介绍预防麻疹的措施。

★ 第 3 节　水　　痘

一、概述　水痘是由水痘-带状疱疹病毒引起的儿童常见的急性出疹性疾病。临床特征为皮肤和黏膜相继出现并同时存在斑疹、丘疹、疱疹及结痂。

二、病因及流行病学特点（表 13-1）

三、病理生理/发病机制　本病是传染性极强的出疹性疾病，该病毒在体外抵抗力弱，对热、酸和各种有机溶剂敏感，不能在痂皮中存活。病毒侵入机体后在呼吸道黏膜细胞中复制，而后进入血液，形成病毒血症。皮疹分批出现与间隙性病毒血症有关。皮肤病变表浅，仅限于表皮棘细胞层，愈后不留瘢痕。免疫功能低下的儿童可发生全身性水痘，病变可累及多个重要的脏器。

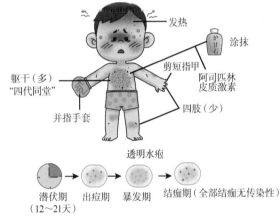

图 13-2　水痘

四、临床表现

1. 主要表现（图 13-2、表 13-4）

★★表 13-4　水痘的主要表现

时期	持续时间	主要表现
潜伏期	12～21 天，平均 14 天	
前驱期	仅 1 天左右	表现为低热、不适、厌食、流涕、咳嗽等
出疹期	发热第 1 天就可出疹	皮疹特点为： 1）皮疹按斑疹、丘疹、疱疹、结痂的顺序演变。连续分批出现，同一部位可见不同性状的皮疹（"四代同堂"为重要特征） 2）皮疹为向心性分布，躯干多，四肢少，皮疹脱痂后一般不留瘢痕 3）疱疹可发生于口腔、咽、眼结膜和生殖器等处，易破溃形成溃疡，疼痛明显 4）水痘多为自限性疾病，10 天左右自愈

锦囊妙"记"

发热出疹同 1 天，四代同堂常相伴，向心分布不忘记，
在家隔离将"痘"战，胜利就在全"痂"望。

2. 并发症
　（1）皮肤细菌感染。
　（2）水痘脑炎。
　（3）原发性水痘肺炎。

五、辅助检查（表13-3）

六、治疗要点（表13-3）

七、主要护理诊断/问题

1. 皮肤完整性受损　与水痘病毒引起的皮疹及继发感染有关。
2. 体温过高　与病毒血症有关。

八、护理措施

★1. 皮肤的护理
- （1）室温适宜，保持衣被清洁，避免过厚，加重皮疹瘙痒引起不适。
- （2）剪短指甲，戴并指手套，避免搔破皮疹。
- （3）若有汗应擦干并及时更换内衣，保持皮肤清洁、干燥。
- （4）疱疹无破溃，可涂炉甘石洗剂或5%碳酸氢钠溶液；已破溃者涂1%甲紫；有继发感染者，局部用抗生素软膏。

2. 降低体温　忌用阿司匹林，以免增加瑞氏综合征的危险。皮质激素可导致病毒播散，一般不宜使用。

3. 病情观察　注意观察患儿精神、体温、食欲及有无呕吐等，及早发现并发症，并予以相应的治疗及护理。如有口腔疱疹溃疡影响进食，应予补液。

4. 预防疾病的传播
- （1）无并发症患儿多在家中隔离治疗，至疱疹全部结痂或出疹后7天止。
- （2）易感儿接触后应检疫3周。
- （3）体弱、免疫缺陷者，应在接触水痘后72h内给予水痘-带状疱疹病毒减毒活疫苗。

九、健康指导

1. 无并发症者一般在家治疗和护理。指导家长正确的隔离时间。注意观察患儿体温、精神、食欲及有无呕吐，提示并发症发生，立即送往医院就诊。
2. 传染性强，皮疹瘙痒明显，应向家长介绍水痘皮疹的特点、护理要点及隔离的重要性。

第4节　猩　红　热

一、概述　猩红热是由A组乙型溶血性链球菌引起的急性呼吸道传染病。其临床特征为发热、咽峡炎、全身弥漫性鲜血色皮疹和疹后脱屑。5～15岁为好发年龄。

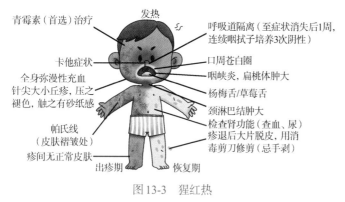

图13-3　猩红热

二、病因及流行病学特点（表13-1）

三、病理生理/发病机制　A组乙型溶血性链球菌（或称A组β溶血性链球菌）具有较强的侵袭力，能产生致热性外毒素，又称红疹毒素。链球菌侵入机体后，主要产生3种病变：①化脓性病变。②中毒性病变。③变态反应性病变：病后2～3周，少数患儿出现心脏、肾脏及关节的非化脓性炎症。

四、临床表现

1. 主要表现（图13-3、表13-5）

★表13-5　猩红热的主要表现

时期	★主要表现
潜伏期	1～12天，一般2～5天
前驱期	起病急、畏寒、高热，多为持续性，常伴头痛、恶心呕吐、全身不适、咽部红肿、扁桃体发生化脓性炎症
出疹期	（1）皮疹：多在发热后第2天出现，始于耳后、颈部及上胸部，24h左右迅速波及全身。皮疹特点为： 　　1）全身弥漫性充血的皮肤上出现分布均匀的针尖大小的丘疹，压之褪色，触之有砂纸感 　　2）疹间无正常皮肤，伴有痒感 　　3）皮疹约48h达高峰，然后体温下降、皮疹按出疹顺序于2～4天消失

续表

时期	★主要表现
出疹期	（2）特殊体征 1）帕氏线：腋窝、肘窝、腹股沟处可见皮疹密集并伴出血点，呈线状 2）口周苍白圈：面部潮红，有少量皮疹，口鼻周围无皮疹，略显苍白 3）杨梅舌：病初舌被覆白苔，3～4天后白苔脱落，舌乳头红肿突起
脱屑期	于病后1周末，按出疹顺序开始脱屑，躯干为糠皮样脱屑，手掌、足底可见大片状脱皮，呈"手套""袜套"状。脱皮持续1～2周。无色素沉着

2. 并发症-变态反应性疾病
- （1）急性肾小球肾炎。
- （2）风湿病。
- （3）关节炎。

锦囊妙"记"

发热咽炎细菌染，全身发红针尖疹，疹间皮肤异往常，按压褪色砂纸感，口周苍白无皮疹，舌似草莓或杨梅，记住痒感不搔抓，大片脱皮无沉着。

五、辅助检查（表13-3）

六、治疗要点（表13-3）

七、护理诊断/问题
1. 有皮肤完整性受损的危险　与皮疹有关。
2. 体温过高　与细菌感染有关。

八、护理措施

★1. 发热护理
- （1）急性期患儿绝对卧床休息2～3周以减少并发症。高热时给予适当物理降温，但忌用冷水或乙醇擦浴。
- （2）急性期应给予营养丰富的含大量维生素且易消化的流质、半流质饮食，恢复期给软食，鼓励并帮助患者进食。提供充足的水分，以利散热及排泄毒素。
- （3）遵医嘱及早使用青霉素治疗，并给溶菌酶含片或用生理盐水、稀释2～5倍的复方硼砂溶液漱口，每日4～6次。

2. 皮肤护理
- （1）观察皮疹及脱皮情况。
- （2）保持皮肤清洁，可用温水清洗皮肤（禁用肥皂水）。
- （3）剪短患儿指甲，避免抓破皮肤。
- （4）脱皮时勿用手撕扯，可用消毒剪刀修剪，以防感染。

3. 预防并发症
- （1）注意观察血压变化。
- （2）有无眼睑浮肿、尿量减少及血尿等。
- （3）每周送尿常规检查两次，了解有无肾损害。

4. 预防感染的传播
- （1）隔离患儿
  - 1）呼吸道隔离至症状消失后1周，连续咽拭子培养3次阴性后即解除隔离。
  - 2）有化脓性并发症者应隔离至治愈为止。
- （2）切断传播途径
  - 1）室内通风换气或用紫外线照射进行消毒。
  - 2）患者鼻咽分泌物须以2%～3%氯胺或含氯石灰澄清液消毒。
  - 3）被患者分泌物所污染的物品，如食具、玩具、书籍、衣被褥等，可分别采用消毒液浸泡、擦拭、蒸煮或日光暴晒等。
- （3）保护易感人群：对密切接触者需医学观察7天，并可口服磺胺类药物或红霉素3～5天以预防疾病发生。

九、健康指导
1. 指导家长在家隔离患儿，直至临床症状消失后1周，咽拭子培养连续3次阴性为止。发热期间给予营养丰富的流质或半流质饮食，多饮水，高热时禁用乙醇擦浴。
2. 告诫患儿及家长急性期应严格卧床休息2～3周，保持心情平静。恢复期脱皮时，嘱患儿不要用手强行剥皮，以免造成皮肤损伤引起感染。
3. 指导家长观察患儿尿液的颜色，并定期到医院进行检验。

★ 第5节　流行性腮腺炎

一、概述　流行性腮腺炎是由腮腺炎病毒引起的急性呼吸道传染病。以腮腺非化脓性肿大、疼痛为特征，各种唾液腺及其他器官均可受累。

二、病因及流行病学特点（表13-1）

三、病理生理/发病机制　腮腺炎病毒对物理和化学因素敏感，加热至56℃，20min即失去活力。人是它唯一宿主。可从患者唾液中分离出该病毒。该病毒通过口、鼻进入人体后，导致上呼吸道黏膜出现炎症和免疫反应后进入血液引起病毒血症，进而扩散到腮腺和全身各器官。亦可经口腔沿腮腺管传播到腮腺。由于病毒对腺体组织和神经组织具有高度亲和性，可使多种腺体（腮腺、舌下腺、颌下腺、胰腺、生殖腺等）发生炎症反应，一旦侵犯神经系统，可导致脑膜脑炎等严重病变。

四、临床表现

1. 主要表现（表13-6）

★ 表13-6　流行性腮腺炎的主要表现

病变	主要表现
腮腺炎	（1）潜伏期14～25天，平均18天
	（2）部分患儿可有发热、头痛、乏力、肌痛、厌食等前驱期症状
	（3）腮腺肿大常是疾病的首发体征。通常先起于一侧，2～3天波及对侧，也有两侧同时肿大或始终限于一侧者。肿胀以耳垂为中心，向周围弥漫肿大，局部不红，边缘不清，轻度压痛，咀嚼食物时疼痛加重
	（4）在上颌第二臼齿相对应的颊黏膜处，可见红肿的腮腺管口，持续3～7天，然后逐渐消退。颌下腺和舌下腺也可同时受累
并发症：脑膜脑炎	（1）是腮腺炎最常见的并发症
	（2）常发生在腮腺肿大前后的2周左右，可有头痛、颈项强直、呕吐、嗜睡、高热等症状及脑脊液异常
	（3）大部分预后良好，症状可于7～10天缓解。重者可留有后遗症或死亡
并发症：睾丸炎和卵巢炎	（1）常见于青春期（睾丸炎是男性患儿最常见的并发症）和成人，多发生于腮腺炎后1周内
	（2）主要表现为发热、病变的睾丸多为单侧，有触痛、肿胀
	（3）卵巢炎多表现为下腹疼痛，平均病程4天，一般不影响生育
并发症：急性胰腺炎	（1）较少见
	（2）常发生于腮腺肿胀数日后，表现为中上腹剧痛，有压痛和肌紧张。伴发热、寒战、呕吐、腹胀、腹泻或便秘等

2. ★ 并发症　{（1）脑膜脑炎：是最常见的并发症。
（2）睾丸炎和卵巢炎。
（3）急性胰腺炎。

五、辅助检查　见表13-3。

六、治疗要点　见表13-3。

七、主要护理诊断/问题

{1. 疼痛　与腮腺非化脓性炎症有关。
2. 体温过高　与病毒感染有关。

八、护理措施

1. 减轻疼痛　{（1）给予富有营养、易消化的半流质或软食。忌酸、辣、硬而干燥的食物，以免引起唾液分泌增多，肿痛加剧。
（2）按医嘱局部冷敷或用青黛散调醋涂敷于肿痛处，每日1～2次。
（3）用温盐水漱口或多饮水，保持口腔清洁，以防继发感染。

2. 降温　控制体温，采用头部冷敷、温水浴进行物理降温或服用适量退热剂。

3. 观察病情　{（1）注意有无脑膜脑炎、睾丸炎、急性胰腺炎等并发症的临床征象。
（2）发生睾丸炎时可用丁字带托起阴囊，或局部冰袋冷敷。

4. 预防感染传播
- （1）隔离患儿
  - 1）采取呼吸道隔离至腮腺肿大完全消退后3天止。
  - 2）有接触史的易感儿应观察3周。
- （2）切断传播途径：对其呼吸道分泌物及其污染的物品进行消毒，在流行期间应加强托幼机构的晨检。
- （3）保护易感人群：对易感儿接种腮腺炎减毒活疫苗，90%可产生抗体。

九、健康指导

1. 指导家长做好隔离、饮食、用药等护理。
2. 指导家长观察病情，若有并发症表现应及时送医院就诊。
3. 做好患儿和家长的心理护理，介绍减轻疼痛的方法，使患儿配合治疗。

★第6节　中毒型细菌性痢疾

一、概述　细菌性痢疾是由志贺菌属引起的肠道传染病，中毒型细菌性痢疾是急性细菌性痢疾的危重型，临床以突发高热、嗜睡、反复惊厥，迅速发生休克和昏迷为特征。病死率高。

二、病因及流行病学特点（表13-1）

三、病理生理/发病机制　痢疾杆菌属于肠杆菌的志贺菌属，分A、B、C、D四群（志贺菌、福氏菌、鲍氏菌、宋内菌），我国以福氏志贺菌多见。痢疾杆菌释放内、外毒素，内毒素（是造成全身中毒症状的主要原因）从左下侧肠壁（乙状结肠/结肠）吸收入血后，引起发热、毒血症及急性微循环障碍，甚至休克。外毒素具有细胞毒性、神经毒性和肠毒性。抽搐的发生与神经毒素有关。中毒型细菌性痢疾肠道病变轻微，但全身病变重，多脏器的微血管痉挛及通透性增加，突出的病理改变为大脑及脑干水肿，神经细胞变性及点状出血，发生脑水肿甚至脑疝，出现昏迷、抽搐及呼吸衰竭，是死亡的主要原因。

四、临床表现（表13-7）

★表13-7　中毒型细菌性痢疾的临床表现

临床分型	临床表现
休克型	（1）表现为感染性休克：面色苍白、四肢厥冷、脉搏细速、血压下降、皮肤花纹 （2）可伴有心功能不全、少尿或无尿及不同程度的意识障碍 （3）肺循环障碍时，突然呼吸加深加快，呈进行性呼吸困难，直至呼吸衰竭
脑型	（1）以颅内压增高、脑水肿、脑疝和呼吸衰竭为主 （2）患儿有剧烈头痛、呕吐、血压增高，心率相对缓慢，肌张力增高，反复惊厥及昏迷 （3）严重者可呈现呼吸节律不齐，瞳孔两侧大小不等或散大，对光反应迟钝
肺型	主要表现为呼吸窘迫综合征
混合型	兼有上述两型的表现，是最凶险的类型，死亡率很高

五、辅助检查　见表13-3。

六、治疗要点　见表13-3。

七、主要护理诊断/问题

1. 体温过高　与毒血症有关。
2. 组织灌注量的改变　与机体的高敏状态和毒血症致微循环障碍有关。
3. 潜在并发症：脑水肿、呼吸衰竭。

八、护理措施

1. 高热的护理
   - （1）卧床休息，监测体温。
   - （2）综合使用物理降温、药物降温。
   - （3）必要时给予亚冬眠疗法。
   - （4）使体温在短时间内降至37℃左右，防高热惊厥致脑缺氧、脑水肿加重。

2. 休克的护理
- （1）患儿取仰卧中凹卧位，注意保暖。
- （2）严密监测患儿生命体征，密切监测病情。
- （3）建立有效的静脉通路。
- （4）调节好输液速度，观察尿量并严格记录出入量。

3. 腹泻的护理
- （1）观察患儿排便次数和大便性状。
- （2）供给易消化流质饮食，多饮水，不能进食者静脉补充营养。
- （3）勤换尿布，便后及时清洗以防尿布皮炎发生。
- （4）及时采集大便标本送检，必要时用取便器或肛门拭子采取标本，患儿尚无腹泻时可用冷盐水灌肠取便。

4. 预防疾病的传播
- （1）管理传染源
  - 1）对餐饮行业及托幼机构员工定期做大便培养，及早发现带菌者并予以治疗。
  - 2）对患儿采取肠道隔离至临床症状消失后1周或连续3次便培养阴性为止。
- （2）切断传播途径
  - 1）加强对饮食、饮水、粪便的管理及消灭苍蝇。
  - 2）养成良好的卫生习惯，做到饭前便后要洗手，不喝生水，不吃变质、不洁食物等。
  - 3）保护易感者：在细菌性痢疾流行期间，易感者口服多价痢疾减毒活菌苗，保护率可达85%～100%，免疫期维持6～12个月。

九、健康指导
1. 向患儿及家长讲解细菌性痢疾的传播方式和预防知识。
2. 指导家长与患儿注意饮食卫生，不吃生冷、不洁食物，养成饭前便后洗手的良好卫生习惯。

第7节 结核病总论

一、概述 结核病是由结核杆菌引起的一种慢性感染性疾病，各个脏器均可受累，以原发性肺结核最常见，严重病例可引起血行播散发生血行播散性肺结核或结核性脑膜炎，后者是结核病引起死亡的主要原因。许多成人结核病是在儿童时期受感染的基础上发展而成的。

二、病原及流行病学

★1. 病原学 结核杆菌属分枝杆菌，染色具有抗酸性。对人具有致病性的主要是人型和牛型结核杆菌，其中人型是人类结核病的主要病原体。

★2. 流行病学 开放性肺结核患者是主要传染源。呼吸道为主要传播途径，儿童吸入带结核菌的飞沫或尘埃后可引起感染，形成肺部原发病灶。

三、发病机制 儿童初次感染结核菌是否发展成为结核病，取决于细菌的毒力、数量和机体的免疫力。机体在感染结核分枝杆菌4～8周后产生免疫力的同时，也产生变态反应，是同一细胞（致敏T细胞）免疫过程的两种不同表现。

1. 细胞介导的免疫反应 最终消灭结核分枝杆菌，亦可导致宿主细胞和组织破坏。当细胞免疫反应不足以杀灭结核分枝杆菌时，结核分枝杆菌尚可通过巨噬细胞经淋巴管扩散到淋巴结。

2. 迟发型变态反应 是宿主对结核分枝杆菌及其产物的超常免疫反应，由于迟发型变态反应的直接与间接作用，引起细胞坏死及干酪样改变，甚至形成空洞。

四、辅助检查

★1. 结核菌素试验 可测定受试者是否感染过结核杆菌。儿童受结核菌感染4～8周后做结核菌素试验即显阳性反应。
- （1）试验方法：常用结核菌纯蛋白衍化物（PPD）0.1ml（每0.1ml内含结核菌素5U）。在前臂掌侧中、下1/3交界处皮内注射，使之形成直径6～10mm的皮丘。48～72h观察反应结果。记录时应测硬结直径，以局部硬结的毫米数表示，先测横径，后测纵径，取两者的平均值来表示反应强度。

（2）结果判断：记录时应测硬结直径，以局部硬结的毫米数来判断反应强度，标准如下。

阴性 − 硬结直径＜5mm或无反应

阳性 （弱)+ 红硬，平均直径在5～9mm

（中)++ 红硬，平均直径在10～15mm

（强)+++ 红硬，平均直径≥15mm或局部出现双圈、水疱、坏死及淋巴管炎

若患儿有疱疹结膜炎、结节性红斑或一过性多发性结核过敏性关节炎，宜用1结核菌素单位的PPD试验，以防局部过敏反应及可能引起的体内病灶反应。

★1. 结核菌素试验 可测定受试者是否感染过结核杆菌。儿童受结核菌感染4～8周后做结核菌素试验即显阳性反应。

（3）★临床意义：阳性一般表示曾受过感染或已接种卡介苗出现的过敏反应，并不一定存在结核病。但强阳性表示体内已受到结核菌感染，是诊断儿童结核病的特异指征之一。

1）阳性反应

A. 见于3岁以下，尤其是1岁以下未接种卡介苗的儿童，表示体内有新的结核病灶，年龄越小，活动性结核的可能性越大。

B. 儿童无明显临床症状而呈阳性反应，表示受过结核菌感染，但不一定有活动病灶。

C. 3岁以下强阳性反应，表示体内有新近感染的活动性结核病灶。

D. 两年之内由阴转阳，或反应强度从原直径＜10mm增至＞10mm，且增加的幅度为6mm以上者，表示新近有感染，或可能有活动性病灶。

E. 接种卡介苗后的阳性反应与自然感染后的阳性反应的区别见表13-8。

表13-8 接种卡介苗后的阳性反应与自然感染后的阳性反应的区别

项目	接种卡介苗后	自然感染
硬结直径	多为5～9mm	多为10～15mm
硬结颜色	浅红	深红
硬结质地	较软、边缘不清	较硬、边缘清楚
阳性反应持续时间	较短，2～3天即消失	较长，可达7～10天以上
阳性反应的变化	有较明显的逐年减弱倾向，一般为3～5年逐渐消失	短时间内反应无减弱倾向，可持续若干年，甚至终身

2）阴性反应

A. 未受过结核菌感染。

B. 结核变态反应初期（初次感染后4～8周）。

C. 机体免疫反应受抑制时，呈假阴性反应，如重症结核病、麻疹、百日咳等。

D. 技术误差或结核菌素效价不足。

2. 实验室检查

（1）结核菌检查：从痰（3份痰标本：即时痰、清晨痰、夜间痰）、胃液、脑脊液、浆膜腔液中找到结核菌是确诊的重要手段。胃液检查在患儿清晨初醒时进行，采取标本以培养为宜。

（2）免疫学诊断及生物学基因诊断。

（3）红细胞沉降率：多增快，反应结核病的活动性。

★3. 影像学检查

（1）X线检查是诊断小儿肺结核的主要方法。

（2）X线检查对确定病灶的部位、范围、性质、发展和决定治疗方案等具有重要的作用。最好是同时做正、侧位胸部X线检查。

★3. 影像 {（3）侧位片可发现肿大淋巴结或靠近肺门部位的原发病灶。
学检查 {（4）必要时进行胸部CT检查。

4. 其他　如纤维支气管镜检查、淋巴结活组织检查、检眼镜检查、超声波检查等。

五、治疗要点　治疗原则：早期、联合、全程、规律、适量。

★1. 一般治疗　注意休息，加强合理营养，给予高蛋白和高维生素的食物，避免接触各种传染病。

（1）抗结核药物种类、用法、毒副反应和注意事项见表13-9。

表13-9　常用抗结核药物使用简表

药品	每日用量	给药途径	毒副反应	注意事项
异烟肼	10mg/kg，不超过300mg	口服、肌内注射、静脉滴注	周围神经炎、精神症状、皮疹、肝损害	临床采用每100mg异烟肼同时应用维生素B$_6$ 10mg的方法预防周围神经炎，利福平可增加异烟肼的肝毒性，合用时均以不超过10mg/（kg·d）为宜，每月查肝功能
链霉素	20～30mg/kg，不超过0.75g	肌内注射	第八对脑神经损害、肾损害、周围神经炎、过敏反应	细心观察前庭和听力功能及血尿素氮检查
利福平	10mg/kg	口服	肝损害、消化道反应、过敏反应，可致白细胞和血小板下降	与异烟肼合用增加肝毒性，多在治疗头2个月内出现，每月查肝功能
乙胺丁醇	15～25mg/kg	口服	球后视神经炎、周围神经炎、消化道反应、肝损害	每月查视力、视野及辨色力
吡嗪酰胺	20～30mg/kg	口服	肝损害、高尿酸血症、痛风、消化道反应	每月查肝功能并适时查血尿酸
乙硫异烟胺	10～15mg/kg	口服	肝损害、造血障碍、消化道反应、肾损害	定期复查肝功能

2. 抗结核药物的使用

（2）目前国内抗结核药物的分类

第一线：异烟肼、利福平、链霉素、吡嗪酰胺。

第二线：乙胺丁醇、氨硫脲、卡那霉素、对氨基水杨酸钠、乙硫异烟胺等。

★3. 化疗方案 {
（1）标准疗法：一般用于无明显症状的原发型肺结核。疗程9～12个月。

（2）两阶段疗法：用于活动性原发性肺结核、急性血行播散性肺结核及结核性脑膜炎。分强化治疗阶段（目的：防止或减少耐药菌株的产生，为化疗的关键阶段；长疗程3～4个月，短疗程2个月）和巩固治疗阶段（长疗程12～18个月，短疗程4个月）。

（3）短程疗法：有6个月和9个月两种疗程。

六、预防

★1. 控制传染源　早期发现并治愈结核菌涂片阳性患者。对托幼机构及小学的教职员工定期体检，及时发现和隔离传染源能有效地减少儿童感染结核的机会。是预防儿童结核病的根本措施。

★2. 卡介苗（BCG）接种　是预防儿童结核病的有效措施。
禁忌证：结核菌素试验阳性者、注射部位有湿疹或全身性皮肤病、急性传染病恢复期、先天胸腺发育不全或严重免疫缺陷病患儿。

★3. 化学药物预防　用异烟肼预防性服药，预防肺内非活动性病变发病，有下列指征的儿童，可用异烟肼预防性服药。每日10mg/kg，疗程6～9个月。

{
（1）密切接触家庭内开放性肺结核患者。

（2）3岁以下婴幼儿未接种卡介苗而结核菌素试验阳性者。

（3）结核菌素试验新近由阴性转为阳性。

（4）结核菌素试验阳性伴结核中毒症状者。

（5）结核菌素试验阳性，新患麻疹或百日咳的小儿。

（6）结核菌素试验阳性而需较长时间使用糖皮质激素或其他免疫抑制剂者。

★第8节 原发性肺结核

一、概述 原发性肺结核是结核菌初次侵入肺部后的原发感染。是小儿肺结核的主要类型，包括原发综合征与胸内淋巴结结核（儿童尚包括干酪性肺炎和气管、支气管结核），多呈良性经过，但亦可进展导致干酪性肺炎、结核性胸膜炎，或恶化进展为血行播散型性结核或结核性脑膜炎。

二、病理生理/发病机制 ★结核杆菌吸入肺，常在肺形成原发病灶。原发灶多见于胸膜下，在用上叶底部和下叶上部，以右侧多见。其基本病变是渗出增殖与坏死。

★原发综合征病变由三部分组成：肺部原发病灶、肿大的淋巴结和两者相连的发炎淋巴管。胸内淋巴结结核以胸腔内肿大的淋巴结为主。两者并为一型即原发性肺结核。

★原发性肺结核的病理转归：①吸收好转、钙化或硬结。此种转归最常见。②病变进展：产生空洞、支气管淋巴结周围炎、支气管内膜结核和干酪性肺炎、结核性胸膜炎。③病变恶化：血行播散导致急性血行播散性肺结核。

三、临床表现

★1. 轻症可无症状，仅在X线检查时被发现。一般起病缓慢，可有低热、食欲减退、消瘦、盗汗、疲乏等结核中毒症状。

2. 婴幼儿及症状较重者可表现为急性高热，但一般情况尚好，与发热不相称，2～3周后转为持续低热。

3. 若有淋巴结高度肿大，可产生压迫症状，出现类似百日咳样咳嗽、喘鸣或声音嘶哑。

4. 部分患儿可出现疱疹性结膜炎、皮肤结节性红斑或多发性、一过性关节炎等结核变态表现。

5. 体检可见周围淋巴结有不同程度肿大，肺部体征不明显，与肺内病变不一致。婴儿可伴肝脾大。

四、辅助检查

1. X线检查 原发综合征由肺部原发病灶、肿大的淋巴结和两者相连的发炎淋巴管组成，X线检查呈典型哑铃状"双极影"。肺内原发灶有时已吸收，或被纵隔掩盖，仅肺门淋巴结肿大，故临床诊断胸内淋巴结结核多见。X线检查表现为肺门淋巴结肿大，边缘模糊的称炎症型，边缘清晰的称结节型。

2. 结核菌素试验 结核菌素试验呈强阳性或由阴性转为阳性。

五、治疗要点 治疗的目的是杀灭病灶中的结核菌和防止血行播散。

六、主要护理诊断/问题

1. 营养失调。

2. 活动无耐力。

3. 有传播感染的可能。

4. 知识缺乏。

七、护理措施

★1. 饮食护理 结核病为慢性消耗性疾病，应给予高热量、高蛋白、高维生素、富含钙质的食物，以增强抵抗力，促进机体修复能力和病灶愈合。

2. 日常生活护理 建立合理的生活制度，居室空气新鲜、阳光充足。

3. 观察药物不良反应 观察患儿有无胃肠道反应、耳鸣耳聋、眩晕、视力减退或视野缺损、手足麻木、皮疹等；定期复查肝功能。

4. 预防感染传播 结核病患儿活动期应实行隔离措施。

第9节 急性血行播散性肺结核

一、概述 急性血行播散性肺结核或称急性粟粒型肺结核，常是原发综合征恶化的结果。是由于胸腔内淋巴结或原发灶内大量结核菌进入血流所引起，多见于婴幼儿初染后3～6个月。本病早期发现及时治疗预后良好，伴结核性脑膜炎时，预后较差。

二、病理生理/发病机制

★ 1. 原发灶或胸腔内淋巴结干酪坏死病变破坏血管，致大量结核菌进入肺动脉引起血行播散性肺结核。

2. 如结核菌进入肺静脉经血行或经淋巴播散至全身引起急性全身性粟粒型结核病，可累及肺、脑、脑膜、肝、脾、腹膜、肠、肠系膜淋巴结、肾、肾上腺及心脏等。

★ 3. 病理改变为直径1～2mm的灰黄色粟粒样结核结节，均匀布满两肺，肺上部较多，位于间质，很少在肺泡腔内。

三、临床表现

1. 多数起病急，有高热和严重中毒症状，盗汗、食欲减退、面色苍白。

2. 少数患儿表现为咳嗽、气急、发绀，颇似肺炎。

3. 多数患儿同时有结核性脑膜炎症状。

4. 6个月以下婴儿患血行播散性肺结核的特点为病情重而不典型，累及器官多，特别是伴发结核性脑膜炎者居多。病程进展快，病死率高。

5. 体格检查常缺少明显体征，表现为症状和体征与X线的不一致性，偶可闻及细湿啰音，全身淋巴结和肝脾大。少数患儿皮肤可见粟粒疹。

四、辅助检查

★（1）X线检查：胸部X线片常对诊断起决定性作用，在起病后2～3周胸部X线检查可发现大小一致、密度一致、分布均匀的粟粒状阴影，密布于两侧肺野。

（2）结核菌素试验：重症患儿结核菌素试验可呈假阴性。

（3）痰或胃液中可查到结核菌。

（4）粟粒疹和眼底检查所见的结核结节有诊断意义。

五、治疗要点

两阶段疗法，伴严重中毒症状、呼吸困难和结核性脑膜炎时，在应用足量抗结核药物的同时，可加用肾上腺皮质激素，如泼尼松1～2mg/（kg·d）。疗程1～2个月。

六、主要护理诊断/问题

1. 体温过高。

2. 营养失调。

3. 活动无耐力。

4. 有传播感染的可能。

5. 知识缺乏。

七、护理措施

1. 观察体温变化，给予降温处理。

2. 卧床休息，保持安静，保持呼吸道通畅，必要时吸氧。

3. 供给充足的营养。

4. 密切观察病情变化，定时测体温、呼吸、脉搏及神志变化，如出现烦躁不安、嗜睡、头痛、呕吐、惊厥等脑膜炎症状及时通知医生，并积极配合抢救。

★第10节 结核性脑膜炎

一、概述

结核性脑膜炎简称结脑，是儿童结核病中最严重的一型，病死率较高，存活者亦可遗留后遗症，常在结核原发感染后1年以内发生。

二、病理生理/发病机制

1. 由于儿童血-脑屏障功能差，中枢神经系统发育不成熟，免疫功能不完善，入侵的结核菌易经血行播散，由肺或骨结核等播散而来。

2. 结核菌使软脑膜呈弥漫性特异性改变，在大脑、小脑、脑底部及沿血管形成多发结核结节。

3. 蛛网膜下腔大量炎性渗出物，尤以颅底部最为明显，易引起脑神经损害和脑脊液循环受阻。

4. 脑血管亦呈炎性改变，严重者致脑组织缺血软化出现瘫痪。

★三、临床表现

1. 早期（前驱期） 1~2周。主要症状为性情改变、精神呆滞、喜哭、易怒、睡眠不安、双目凝视等，同时有低热、呕吐、便秘，年长儿可诉头痛，婴儿则表现为嗜睡或发育迟滞等。本期无脑膜刺激征。

2. 中期（脑膜刺激征期） 1~2周，因颅内高压出现剧烈头痛、喷射性呕吐、嗜睡或惊厥，体温进一步增高。脑膜刺激征（颈强直、凯尔尼格征、布鲁津斯基征）阳性是结脑最主要和常见的体征。婴幼儿则以前囟饱满为主。此期还可出现脑神经障碍，最常见者为面神经瘫痪。

3. 晚期（昏迷期） 1~3周，上述症状逐渐加重，由意识朦胧、半昏迷进入完全昏迷。频繁惊厥甚至可呈强直状态。患儿极度消瘦，明显出现水、盐代谢紊乱。最终死于因脑疝而导致的呼吸及血管运动中枢麻痹。

四、辅助检查

★1. 脑脊液 压力增高，外观透明或呈毛玻璃样，涂片检查，可查到结核菌。糖和氯化物含量同时降低为结脑典型改变，蛋白定量增加。

2. 结核菌素试验 高达50%的结脑患儿结核菌素试验可呈阴性反应。

五、治疗要点

1. 抗结核治疗 控制炎症需联合使用易透过血-脑屏障的抗结核药。
（1）强化治疗阶段：3~4个月。
（2）巩固治疗阶段：不少于12个月，或待脑脊液正常后继续治疗6个月。

2. 降低颅内高压
（1）糖皮质激素可迅速减轻结核中毒症状，抑制炎症渗出，改善毛细血管通透性，减轻脑水肿，降低颅内压，且可减轻粘连和脑积水的发生。
（2）用20%甘露醇降颅内压。
（3）用药物降颅内压无效或疑有脑疝者，应行侧脑室引流术。

六、主要护理诊断/问题

1. 营养失调。

2. 活动无耐力。

3. 有传播感染的可能。

4. 潜在并发症：脑疝。

5. 知识缺乏。

七、护理措施

（1）密切观察病情变化
1）观察体温、脉搏、呼吸、血压、神志、惊厥、双瞳大小及对光反射情况等，早期发现颅内高压或脑疝，便于及时采取抢救措施。
2）患儿应绝对卧床休息，保持室内安静，护理操作尽量集中进行，减少对患儿的刺激。在惊厥发作时齿间应置牙垫，防舌咬伤及坠床跌伤。
3）遵医嘱使用肾上腺皮质激素、脱水剂、利尿剂和呼吸兴奋剂。
4）配合医师为患儿做腰椎穿刺，颅内压高时腰椎穿刺应在应用脱水剂0.5h后进行，腰椎穿刺后去枕平卧4~6h，以防发生头痛（即低颅压发生）。

（2）保持呼吸道通畅
1）对有呼吸功能障碍的患儿，应保持呼吸道通畅，取侧卧位，以免仰卧舌根后坠堵塞喉头。
2）解松衣领，及时清除口鼻咽喉分泌物及呕吐物，防误吸窒息或发生吸入性肺炎。
3）必要时吸氧，或进行人工辅助呼吸。

（3）皮肤、黏膜的护理：防止压疮和继发感染。

（4）做好饮食护理，保持水、电解质平衡：评估患儿的进食及营养状况，为患儿提供高热量、蛋白质及维生素食物。进食宜少量多餐，耐心喂养。对昏迷不能吞咽者，可鼻饲和由静脉补液，维持水、电解质平衡。

（5）心理护理。

八、健康指导

1. 坚持全程、合理用药。
2. 做好病情及药物毒副作用的观察，定期门诊复查。
3. 为患儿制订良好的生活制度，保证休息时间，适当地进行户外活动。注意饮食，供给充足的营养。
4. 避免继续与开放性结核病患者接触，以防重复感染。积极预防和治疗各种急性传染病，防止疾病复发。
5. 对留有后遗症的患儿，应对其瘫痪肢体进行理疗、被动活动等功能锻炼，防止肌挛缩。对失语和智力低下者，应进行语言训练和适当教育。

要点回顾

1. 麻疹、猩红热发热与出疹的关系是怎样的？麻疹高热护理的注意事项有哪些？
2. 减轻流行性腮腺炎患儿疼痛的护理措施有哪些？
3. 急性中毒型细菌性痢疾的临床特点与临床分型有哪些？
4. 结核性脑膜炎各期的主要临床特点与脑脊液变化有哪些？

●○ 模拟试题栏——识破命题思路，提升应试能力 ○●

一、专业实务

A₁型题

1. 一般来说，判断传染病的检疫期主要是根据以下的哪一项
   - A. 传染期
   - B. 最长潜伏期
   - C. 前驱期
   - D. 平均潜伏期
   - E. 最短潜伏期

2. 列入乙类传染病，但按甲类传染病管理的是
   - A. 非典型肺炎
   - B. 血吸虫病
   - C. 肺结核
   - D. 百日咳
   - E. 猩红热

3. 对于大多数传染病来说，最多见的表现是
   - A. 潜伏性感染
   - B. 显性感染
   - C. 病原体被清除（一过性感染）
   - D. 隐性感染
   - E. 病原体携带状态

4. 异烟肼预防性服药可达到预防儿童活动性肺结核的目的。下列需要预防性用药的是
   - A. 父亲曾患结核现已治愈的儿童
   - B. PPD 试验阳性，新近患麻疹的患儿
   - C. 接种过卡介苗，PPD 试验硬结直径 5mm 的患儿
   - D. 无任何症状，PPD 试验持续阴性的儿童
   - E. 体质较弱，经常感冒的患儿

5. 儿童受结核菌感染至 PPD 试验阳性的时间为
   - A. 2～4 周
   - B. 4～8 周
   - C. 8～10 周
   - D. 10～12 周
   - E. 12～16 周

A₂型题

6. 患儿，男，6 岁，确诊流行性腮腺炎，该患儿应隔离至
   - A. 体温恢复正常
   - B. 腮肿完全消退
   - C. 腮肿完全消退，再观察 3 天
   - D. 腮肿完全消退，再观察 7 天
   - E. 发病后 3 周

7. 患儿，女，4 岁，确诊水痘，关于水痘皮肤病变的病理特征是
   - A. 仅限黏膜
   - B. 仅限表皮
   - C. 仅限真皮
   - D. 可侵及皮下组织
   - E. 可侵及肌层

8. 3 岁儿童，未患过水痘。现该幼儿班级里出现水痘患儿。该儿童应在家隔离观察的时间是
   - A. 1 周
   - B. 2 周
   - C. 3 周
   - D. 4 周
   - E. 5 周

9. 患儿，女，5 岁。咽痛、躯干可见少量斑疹、丘疹、疱疹，体温 38.8℃，被诊断为"水痘"，应避免使用的药物是
   - A. 维生素 C
   - B. 阿司匹林
   - C. 局部涂炉甘石洗剂
   - D. 维生素 B₁₂
   - E. 阿昔洛韦

10. 患儿，女，8 岁，患猩红热入院，现处于脱屑期，

躯干呈糠皮样脱屑。手足为大片状脱皮，患儿拒接与外界交流。原因是"现在我太难看了"，护士给予心理护理时，不恰当的是

A. 介绍疾病的预后，加强其战胜疾病的信心

B. 关心爱护患儿，与其建立良好的护患关系

C. 鼓励患儿与其他人及社会进行交往

D. 介绍病情观察的要点

E. 正确对待自我形象的改变

11. 患儿，男，5岁，确诊麻疹，请问该患儿面颊处的白色科氏斑是出现在

A. 后遗症期　　　　B. 潜伏期

C. 前驱期　　　　　D. 出疹期

E. 恢复期

12. 患儿，男，5岁，因中毒型细菌性痢疾入院，关于该病的治疗措施正确的是

A. 选用对痢疾杆菌敏感的抗生素口服给药

B. 病情好转即停药，以防抗生素滥用增加痢疾杆菌的耐药性

C. 喹诺酮类药物对儿童骨髓发育有影响，故应慎用

D. 慎用肾上腺皮质激素，即使应用亦应小剂量口服给药

E. 休克型患儿少尿时口服利尿剂治疗

13. 患儿，男，12岁。跟着父母在大排档聚餐后出现高热、腹泻，诊断为细菌性痢疾。对该患儿采取的护理措施中，不正确的是

A. 给予胃肠道隔离

B. 给予高蛋白饮食

C. 酌情给予流质或半流质食物

D. 记录排便的性状、次数

E. 留取便标本送检

14. 患儿，男，因难产出生住院治疗，现患儿3个月，需补种卡介苗。正确的做法是

A. 立即接种

B. PPD试验阴性再接种

C. 4个月后再接种

D. 与百白破疫苗同时接种

E. PPD试验阳性再接种

15. 2岁患儿被确诊为原发性肺结核。家长询问该病的预后，护士可以解释其最常见的病理转归为

A. 吸收好转

B. 进展为干酪性肺炎

C. 进展为结核性胸膜炎

D. 恶化为急性血行播散性肺结核

E. 急性全身性粟粒型结核病

16. 患儿小菊，女，13个月，因怀疑"结核性脑膜炎"行腰椎穿刺检查。诊断结核性脑膜炎最可靠的脑脊液结果是

A. 脑脊液压力升高

B. 脑脊液外观呈毛玻璃样

C. 脑脊液放置24h有薄膜形成

D. 脑脊液中找到结核杆菌

E. 脑脊液中糖和氯化物降低

17. 患儿芳芳，女，3岁，未做卡介苗接种。行PPD检查局部出现硬结、水疱，局部痒感明显，判断其为

A. 阴性（－）　　　B. 弱阳性（＋）

C. 中阳性（＋＋）　D. 强阳性（＋＋＋）

E. 极强阳性（＋＋＋＋）

18. 患儿，男，11个月，未接种过卡介苗，PPD试验阳性，说明可能该患儿

A. 近2～3周感染结核

B. 体内已有免疫力，不会再感染结核

C. 对结核无免疫力

D. 受过结核菌感染，不一定有活动结核

E. 体内有活动结核

19. 小美，女，1岁半。其父近日X线检查示浸润性肺结核，时有咯血，小美与父母同住，无任何症状，X线检查阴性，PPD试验（＋）。此时最合适的措施是

A. 立即给小美接种卡介苗

B. 隔离小美，继续观察

C. 隔离其父，小美口服异烟肼+肌内注射链霉素，疗程为1年

D. 不必给小美服药，定期复查X线检查，发现病灶再行抗结核治疗

E. 隔离其父，小美口服异烟肼，疗程0.5～1年

20. 小刚，男，1岁，接种过卡介苗，结核菌素试验呈阳性反应，3天后消失，此种情况最可能表示为

A. 近2～3周初次感染结核

B. 对结核无免疫力

C. 体内有陈旧结核病灶

D. 身体已有免疫力

E. 体内有结核病灶

21. 田田，女，15个月。因怀疑感染结核而收入院做相关检查，但家长因担心射线有害身体不愿做胸部X线检查。作为主管护士，你对有关X线检查在患儿肺结核诊断中的应用的看法是

A. 目前 X 线检查已被 CT 所取代

B. X 线检查不能明确病灶位置

C. X 线检查可协助决定治疗方案

D. X 线检查只做正位片

E. X 线检查只做侧位片

A₃/A₄型题

（22～24题共用题干）

患儿，4岁，突然出现发热、惊厥。经询问，该患儿平时不注意卫生，1天前吃未洗的生地瓜。

22. 该患儿可能患有

A. 急性上呼吸道感染

B. 急性肾小球肾炎

C. 急性喉炎

D. 中毒型痢疾

E. 急性支气管炎

23. 该病的确诊依据是

A. 夏秋季急性起病，高热

B. 黏液脓血便

C. 里急后重

D. 血压下降

E. 粪便培养发现痢疾杆菌

24. 应对其采取肠道隔离至

A. 临床症状好转

B. 临床症状消失

C. 连续3次大便培养阴性

D. 2次大便培养阴性

E. 1次大便培养阳性

二、实践能力

A₁型题

25. 下列部位出现皮疹提示麻疹患者皮疹全部出齐的是

A. 耳后、发际　　　B. 胸腹背

C. 四肢　　　D. 颜面部

E. 足底

26. 下列不属于中毒型细菌性痢疾的早期表现的是

A. 夏秋季突起高热　　B. 反复惊厥

C. 嗜睡　　　D. 面色苍白

E. 腹泻水样便

27. 患儿结核性脑膜炎中期，主要临床表现为

A. 颈项强直，凯尔尼格征阳性

B. 昏迷

C. 频繁惊厥

D. 神情淡漠

E. 发热、盗汗

A₂型题

28. 观看视频，猩红热患儿的家长问护士这样做的目的是

A. 了解有无肾损害

B. 为控制活动量提供依据

C. 决定饮食调整方案

D. 了解药物副作用

E. 了解疾病恢复情况

29. 患儿，7岁，已确诊为流行性腮腺炎，有关流行性腮腺炎的治疗原则，下列说法不正确的是

A. 本病为自限性疾病，无特殊疗法

B. 加强支持治疗

C. 头痛或腮腺肿痛酌情使用镇痛剂

D. 体温过高时可使用适量退热剂

E. 如发生脑膜脑炎，则应长期口服肾上腺皮质激素

30. 患儿，女，6岁。皮肤同一部位出现丘疹、水疱，有的水疱内含清亮液体（见图），考虑该患儿发生了

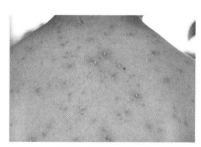

A. 风疹　　　B. 水痘

C. 麻疹　　　D. 猩红热

E. 药物疹

31. 患儿，女，4岁，确诊水痘，关于该病的叙述以下不正确的是

A. 水痘是由水痘-带状疱疹病毒引起的疾病

B. 以全身出现水疱疹为特征

C. 感染水痘后一般可持久免疫，但可发生带状疱疹

D. 皮疹广泛时加用激素

E. 四季可发病，以冬春季为高

32. 患儿，女，4岁，确诊为无并发症的急性腮腺炎，正确的隔离方式是

A. 保护性隔离　　　B. 接触隔离

C. 血液隔离　　　D. 消化道隔离

E. 家中隔离

33. 护士对脱屑期猩红热患儿采取的皮肤护理措施，以下表述不正确的是

A. 大片脱皮时用消毒剪刀剪掉

B. 脱皮大时可用手轻轻撕脱

C. 观察皮疹消退及脱皮情况

D. 脱皮时涂凡士林或液状石蜡

E. 用温水清洗皮肤，禁止用肥皂水清洗

34. 患儿，男，4岁，诊断为水痘，在家隔离治疗，因皮疹痒，哭闹不安，作为护士的你给予患儿家长正确的指导是

A. 局部涂2%碘酊

B. 局部涂炉甘石洗剂

C. 局部涂地塞米松膏

D. 局部涂液状石蜡

E. 局部涂金霉素鱼肝油

35. 观看视频，对于该"麻疹"患儿，护士此时正确的护理措施是

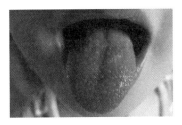

A. 少量退热剂

B. 适当活动

C. 乙醇擦浴使体温下降

D. 冰袋冷敷

E. 冷盐水灌肠

36. 患儿，5岁，如图，脸颊表面不红，有触痛。针对该患儿的护理，不妥的措施是

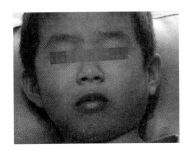

A. 肿胀处冷敷

B. 肿胀处用醋调青黛散外敷

C. 忌酸、辣、干、硬食物

D. 温盐水漱口，保持口腔清洁

E. 可进食苹果

37. 患儿，女，6岁。患流行性腮腺炎后第3天，高热不退，头痛，呕吐，该患儿可能出现的并发症是

A. 支气管炎 B. 喉炎

C. 支气管肺炎 D. 脑膜脑炎

E. 心肌炎

38. 患儿，女，3岁5个月。确诊中毒型细菌性痢疾。护士评估其体温39.1℃，提出"体温过高"的护理诊断，其相关因素为

A. 与腹泻有关 B. 与休克有关

C. 与病毒血症有关 D. 与内毒素血症有关

E. 与败血症有关

39. 患儿，男，4岁，经检查确诊原发性肺结核，对其饮食护理，以下不正确的是

A. 清淡的流质或半流质饮食

B. 高蛋白饮食

C. 高维生素饮食

D. 富含钙质饮食

E. 保证热量供应

40. 患儿，女，3岁，因高热，腹泻，进行性呼吸困难入院，考虑为中毒型细菌性痢疾，护士在为患者采取粪便标本时应注意

A. 在抗菌治疗后留取标本

B. 选择有黏液、血液部分的粪便送检

C. 留取部分成形粪便送检

D. 多次采集标本，集中送检

E. 患者无大便时，用导泻剂后留取标本

41. 患儿，男，6岁。1天前突发高热，体温39℃，并伴有咽痛，吞咽难，舌头如图所示。正确的护理措施是

A. 严密隔离 B. 呼吸道隔离

C. 消化道隔离 D. 保护性隔离

E. 无须隔离

42. 患儿，女，3岁。患麻疹后第7天，高热不退，咳嗽加剧，气急发绀，肺部闻及细湿啰音。可能出现的并发症是

A. 支气管炎 B. 喉炎

C. 支气管肺炎 D. 脑炎

E. 心肌炎

43. 患儿，5岁，因发热、咽痛3天就诊。体检：体温39.2℃，前胸部发现分布均匀针尖大小的丘疹，压之褪色，如图所示。该患儿可能患的疾病是

A. 麻疹 B. 猩红热

C. 药物疹　　　　　D. 风疹

E. 水痘

44. 患儿，女，8岁。X线检查结果示：两侧肺野可见大小一致，分布均匀的粟粒状阴影。表明该患儿发生了

　　A. 结核性脑膜炎　　B. 急性血行播散性肺结核

　　C. 原发综合征　　　D. 干酪性肺炎

　　E. 支气管结核

45. 患儿，女，3岁。发热3天，1天来全身出现皮疹，疹间皮肤正常，精神差，伴畏光、流泪。口腔黏膜如图所示，该患儿最可能患有

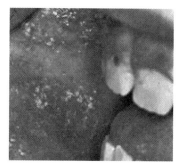

　　A. 水痘　　　　　　B. 猩红热

　　C. 麻疹　　　　　　D. 风疹

　　E. 幼儿急疹

46. 患儿，男，4岁。1天前突发高热，体温39℃，并伴有咽痛，吞咽困难，口周如图所示。请问该患儿最可能发生了

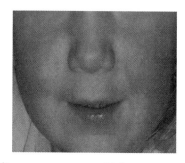

　　A. 麻疹　　　　　　B. 风疹

　　C. 药物疹　　　　　D. 猩红热

　　E. 水痘

47. 护士在观察一名血行播散性肺结核患儿时认为她存在早期结核性脑膜炎的表现。护士有可能观察到以下的

　　A. 性情的改变　　　B. 持续性头痛

　　C. 喷射性呕吐　　　D. 脑膜刺激征明显

　　E. 反复惊厥

48. 患儿，10个月，3个月前患原发性肺结核，今天突然出现寒战、咳嗽、气促和发绀、盗汗、食欲

下降、面色苍白，应考虑为

　　A. 并发了肺炎

　　B. 并发了支气管炎

　　C. 并发了肺不张

　　D. 发生了急性血行播散性肺结核

　　E. 原发性肺结核的治疗反应

49. 患儿，男，6岁。1天前突发高热，体温39℃，并伴有咽痛，吞咽难，舌头如图所示。可确诊该患儿所患疾病的手段是

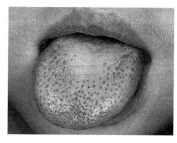

　　A. 咽拭子或脓液中分离出水痘-带状疱疹病毒

　　B. 咽拭子或脓液中分离出腮腺炎病毒

　　C. 咽拭子或脓液中分离出A组溶血性链球菌

　　D. 咽拭子或脓液中分离出麻疹病毒

　　E. 咽拭子或脓液中分离出金黄色葡萄球菌

50. 10个月男孩，近半个月来间歇性低热，易怒，好哭，睡眠不安，食欲下降。查体：神情淡漠，颈软，心肺无异常；脑脊液清，白细胞150×10⁶/L，淋巴细胞多，蛋白阳性，糖1.94mmol/L，氯化物108.9mmol/L。该患儿可能为

　　A. 结核性脑膜炎

　　B. 病毒性脑膜炎

　　C. 流行性乙型脑炎

　　D. 流行性脑脊髓膜炎

　　E. 化脓性脑膜炎

51. 患儿，女，6岁。皮肤同一部位出现丘疹、水疱，有的水疱内含清亮液体（见图），该患儿应隔离至

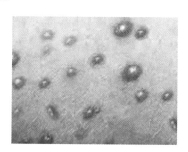

　　A. 疹后3天　　　　　B. 疹后4天

　　C. 疹后5天　　　　　D. 疹后6天

　　E. 皮疹全部结痂

52. 患儿，男，6岁。X线如图所示，对该X线表述正确的是

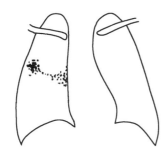

   A. 急性血行播散性肺结核
   B. 支气管结核
   C. 结核性胸膜炎
   D. 干酪性肺炎
   E. 原发综合征

53. 患儿，男，6岁。1天前突发高热，体温39℃，并伴有咽痛，吞咽难，肘部如图所示。可确诊该患儿所患的疾病是

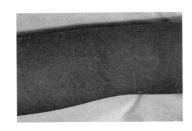

   A. 猩红热   B. 水痘
   C. 麻疹   D. 风疹
   E. 药物疹

A₃/A₄型题

（54～55题共用题干）

   患儿，女，5岁。高热、流涕、头痛、畏光流泪，4天后，耳后、发际等处出现红色斑丘疹，疹间皮肤正常，2～3天后皮疹遍及全身。患儿精神状态差，嗜睡。

54. 针对该患儿的护理，下列措施不妥的是
   A. 行呼吸道隔离
   B. 病室进行空气消毒
   C. 做好疫情报告
   D. 患儿的玩具、衣物暴晒2h
   E. 对接触的易感儿检疫2周

55. 该患儿最可能患的疾病是
   A. 麻疹   B. 风疹
   C. 猩红热   D. 幼儿急疹
   E. 水痘

（56～58题共用题干）

   1岁患儿，持续高热、盗汗2周，呼吸困难2天，查：体温39.5℃，精神萎靡、口唇发绀、三凹征，两肺有湿啰音，肝脾轻度肿大，颈无抵抗，巴宾斯基征阳性，胸部X线检查可见大小一致、密度相同、分布均匀的粟粒状阴影。

56. 你认为该患儿的医疗诊断是
   A. 腺病毒性肺炎   B. 急性血行播散性肺结核
   C. 结核性脑膜炎   D. 原发性肺结核
   E. 支气管肺炎

57. 治疗该患儿时，在应用足量抗结核药物的同时，应加用
   A. 维生素C   B. 青霉素
   C. 泼尼松   D. 利巴韦林
   E. 呋塞米

58. 护理患儿过程中，发现患儿突然烦躁不安、呕吐、嗜睡、惊厥，你认为患儿可能是出现了
   A. 高热惊厥状   B. 化脓性脑膜炎
   C. 病毒性脑炎   D. 结核性脑膜炎
   E. 败血症

（59～61题共用题干）

   8月龄患儿，反复发热10天，间断惊厥伴呕吐3天。未接种过卡介苗。体检：体温39.2℃，神志模糊，反应差。前囟饱满，颈有抵抗，布鲁津斯基征（＋），凯尔尼格征（＋）。PPD试验（＋＋＋）。血常规检查：白细胞14.2×10⁹/L，其中淋巴细胞66%。脑脊液涂片薄膜找抗酸杆菌（＋）。诊断为结核性脑膜炎。

59. 在护士观察患儿病情时，以下表现中说明患儿进入晚期的特征是
   A. 偏瘫或肢体瘫痪   B. 脑膜刺激征
   C. 脑神经受损   D. 腹壁反射消失
   E. 昏迷或强直性惊厥频繁发作

60. 此时最主要的护理诊断是
   A. 体温过高   B. 有传播感染的危险
   C. 营养失调   D. 潜在并发症：脑疝
   E. 知识缺乏

61. 目前最主要的治疗及护理措施是
   A. 控制疾病传染   B. 健康宣教
   C. 降低颅内压   D. 密切观察病情变化
   E. 改善营养状况

（62～65题共用题干）

   5岁患儿，反复咳嗽伴低热3个月，近1个月来家长感觉小儿较前明显消瘦，前来就诊，被诊断为

原发综合征。

62. 本病的常见临床表现中，为结核变态反应表现的是
    A. 低热　　　　　B. 食欲减退
    C. 疱疹性结膜炎　D. 盗汗
    E. 消瘦

63. 服利福平治疗1个月后出现食欲下降，疲乏无力，巩膜稍黄染，此时应
    A. 加用利尿药物
    B. 加用保肝药物，并改用其他抗结核药物
    C. 输新鲜血液
    D. 加用升白细胞药物

E. 利福平的正常治疗反应，不必处理

64. 以下对确诊本病有帮助的X线检查结果是
    A. 云雾状阴影　　B. 团块状阴影
    C. 哑铃状"双极影"D. 斑点状阴影
    E. 粟粒状阴影

65. 本病的治疗可应选用
    A. 12个月的标准疗法
    B. 9个月的标准疗法
    C. 9个月的短程疗法
    D. 6个月的短程疗法
    E. 两阶段疗法

（吴丽红）

第14章 常见急症患儿的护理

第1节 小儿惊厥

一、概述 ★惊厥是指全身或局部骨骼肌突然发生不自主收缩，常伴意识障碍的脑神经系统功能暂时的紊乱状态。小儿惊厥的发生率很高，据统计6岁以下的小儿惊厥的发生率为成人的10～15倍，是儿科常见的急症，婴幼儿多见。

二、病因

1. 感染性疾病
 （1）颅内感染：各种细菌、病毒、原虫、寄生虫、真菌等引起的脑膜炎、脑炎及脓肿等。
 ★（2）颅外感染：各种感染造成的热性惊厥、中毒性脑病和破伤风等。其中热性惊厥最常见，年龄多在6个月至3岁。

2. 非感染性疾病
 （1）颅内疾病：各型癫痫、占位性病变、颅脑损伤、畸形等。
 （2）颅外疾病：如中毒、水电解质紊乱（如脱水、低血钙、低血钠等）、高血压脑病、尿毒症、低血糖、阿-斯综合征及脑栓塞等。

三、发病机制 小儿大脑皮质功能发育尚未完善，各种较弱刺激也能在大脑引起强烈的兴奋与扩散，神经细胞突然大量异常反复放电活动所致。

四、临床表现

★1. 惊厥
 （1）典型表现：突然发生意识丧失，眼球上翻，凝视或斜视，局部或全身肌群出现强直性或阵挛性抽动。
 （2）持续时间：数秒至数分钟，严重者可持续数十分钟或反复发作，抽搐停止后多入睡。

★2. 惊厥持续状态
 （1）定义：惊厥发作持续超过30min，或2次发作间歇期意识不能恢复者称惊厥持续状态。
 （2）表现：脑水肿、脑损伤、颅内压增高。

★3. 热性惊厥
 （1）多由呼吸道感染引起。
 （2）典型特点
  1）发生在6个月至3岁小儿，男孩多于女孩。
  2）大多发生于急骤高热开始后12h之内。
  3）发作时间短，在10min之内，发作后短暂嗜睡。
  4）在一次发热性疾病过程中很少连续发作多次，可在以后的发热性疾病时再次发作。
  5）无神经系统异常体征，热退后1～2周做脑电图正常。
  6）预后多良好。

五、辅助检查

1. 血生化检查 查血糖、血清钙、血清钠、血尿素氮等。
2. 脑脊液检查 主要鉴别有无颅内感染。
3. 眼底检查 若有视网膜下出血提示颅内出血，视神经盘（视神经乳头）水肿提示颅内压增高。
4. 其他检查 脑电图检查有利于预后推测（主要用于癫痫），颅脑B型超声波检查主要查脑室内出血及脑积水，颅脑CT检查主要查颅内占位性病变和颅脑畸形。

六、治疗要点

1. 控制惊厥
（1）应用抗惊厥药物：★①首选地西泮（安定）静脉注射；②其他止惊药：苯妥英钠、苯巴比妥、10%水合氯醛等。
（2）针刺法：针刺人中、百会、涌泉、十宣、合谷、内关等穴。

2. 对症及支持治疗
（1）监测生命体征。
（2）保持呼吸道通畅。
（3）矫正治疗血气、血糖、血浆渗透压及电解质异常。

七、主要护理诊断/问题

1. 有窒息的危险　与惊厥发作、意识障碍、呼吸道分泌物增多造成阻塞、误吸有关。
2. 有受伤的危险　与惊厥发作、意识障碍可能造成跌伤或咬伤有关。
3. 潜在并发症：颅内压增高。
4. 体温过高：感染或惊厥持续状态。

八、护理措施

1. 一般护理
★（1）发作时就地抢救，保持安静，禁止一切不必要的刺激。
★（2）立即让患儿去枕平卧位，头偏向一侧，松解患儿衣领，以防衣服对颈、胸部的束缚，影响呼吸及呕吐物误吸发生窒息。
（3）将舌轻轻向外牵拉，防止舌后坠阻塞呼吸道，及时清除呼吸道分泌物及口腔呕吐物，保持呼吸道通畅。
（4）对有可能发生皮肤损伤的患儿应将纱布放在患儿的手中或腋下，防止皮肤摩擦受损。
（5）已出牙的患儿应在上、下牙之间放置牙垫或纱布包裹的压舌板，防止舌咬伤。
（6）有栏杆的儿童床应在栏杆处放置棉垫，防止患儿碰撞栏杆，同时将周围的一切硬物移开，以免造成损伤。
（7）切勿用力强行牵拉或按压患儿肢体，以免发生骨折或关节脱位。

2. 病情观察　密切观察神志、面色、呼吸、脉搏、血压、肌张力及瞳孔变化等。

3. 治疗配合
（1）按医嘱应用止惊药物控制惊厥，观察患儿用药后的反应并记录。
（2）降温：高热者应用物理及药物降温。
（3）预防脑水肿：保持安静，避免对患儿的一切刺激，如声、光及摇晃等。惊厥较重或时间长者应按医嘱给予吸氧，维持水和电解质平衡。

4. 心理护理　家长常缺乏对本病程度、预后及护理的知识，产生焦虑或极度恐慌，少数家长因经济承受能力和对疾病预后无法估计，悲观失望，丧失信心。要多与家长沟通，以便了解病情，告知本病预后会随年龄增长，多数会自愈，给予患儿和家长精神安慰，使他们树立战胜疾病的信心。

九、健康指导

1. 介绍惊厥的医学知识、预后及影响因素。
2. 讲解惊厥的预防与急救处理方法。
3. 对于惊厥发作持续时间较长的患儿，指导家属注意观察患儿的日常行为活动，及时发现神经系统后遗症，尽早实施康复治疗。

要点回顾

1. 小儿惊厥常见病因有哪些？最常见的因素是什么？
2. 热性惊厥患儿的典型表现有哪些？
3. 小儿惊厥急救处理方法及控制惊厥首选药物是什么？

第 2 节　心搏、呼吸骤停

一、概述　心搏、呼吸骤停是临床上最危重的急症，表现为心搏、呼吸停止，意识丧失或抽搐，脉搏消失，血压测不出。心电图示心动极缓-停搏型或心室颤动。此时患儿面临死亡，如及时抢救可挽救患儿生命。

二、病因

- ★（1）窒息：各种原因所致的窒息是引起新生儿心搏、呼吸骤停的主要原因。
- （2）突发意外事件：严重外伤及大出血、中毒、淹溺和电击等。
- （3）心脏疾患：心肌炎、心肌病、先天性心脏病等。
- （4）药物中毒及过敏：强心苷中毒、青霉素过敏、血清反应等。
- （5）电解质紊乱及酸碱平衡失调：血钾过高或过低、低钙血症、喉痉挛等。
- （6）医源性因素：心导管检查或造影、麻醉意外、心脏手术等。
- （7）婴儿猝死综合征。

三、病理生理

- ★1. 心搏、呼吸骤停导致缺氧和二氧化碳潴留。
- 2. 缺氧使心肌收缩力减弱，心率缓慢，心排血量减少，血压下降，心律失常；无氧酵解增加导致代谢性酸中毒；脑组织对缺氧的耐受性很差，一旦心搏、呼吸骤停，脑循环也停止，迅速出现昏迷。
- 3. 二氧化碳潴留可抑制窦房结及房室结的传导，引起心动过缓和心律不齐，并直接抑制心肌收缩力。
- ★4. 心搏、呼吸骤停4～6分钟可导致脑细胞死亡。

★四、临床表现

- 1. 意识突然丧失，出现昏迷，抽搐。
- 2. 大动脉搏动消失，血压测不出。
- 3. 心搏、呼吸骤停，心音消失。
- 4. 瞳孔散大，对光反射消失，发绀或面色苍白。
- 5. 心电图显示为等电位线、电机械分离或心室颤动。

五、辅助检查　心电图显示：①心脏完全停跳，呈一水平直线或仅有P波。②缓慢而无效的心室波。③心室颤动。

六、治疗要点

- （1）★心肺脑复苏抢救：A（airway），呼吸道通畅；B（breathing），建立呼吸；C（circulation），胸外心脏按压；D（drugs），应用复苏药物；E（ECG），心电监护；F（defibrillation），消除心室颤动。
- （2）抢救过后还需进行脑复苏，并对原发病及并发症进行救治，防治多器官功能衰竭。

七、主要护理诊断/问题

- 1. 生命体征改变　与呼吸衰竭脑缺氧有关。
- 2. 有外伤的危险　与心肺复苏的实施有关。
- 3. 有感染的危险　与异物吸入或长期机械呼吸有关。
- 4. 恐惧（家长）　与患儿濒临死亡有关。

八、护理措施　★使心搏、呼吸骤停患儿迅速恢复呼吸、循环功能所采取的抢救措施称为心肺复苏（CPR）。对心搏、呼吸骤停，现场抢救十分必要，应争分夺秒地进行。

1. 迅速评估和启动急救医疗服务系统　包括迅速评估环境对抢救者是否安全、评估患儿的反应和呼吸（5～10s作出判断），检查大血管搏动（婴儿触摸肱动脉、儿童触摸颈动脉或股动脉，10s之内作出判断），迅速决定是否需要CPR。

2. 迅速实施CPR 迅速和有效的CPR对自主循环恢复和避免复苏后神经系统后遗症至关重要。婴儿和儿童CPR程序为C-A-B方法。即：C胸外心脏按压→A呼吸道通畅→B建立呼吸。对于新生儿心搏骤停主要为呼吸因素所致者（已明确为心脏原因者除外），其CPR程序为A-B-C。

（1）胸外心脏按压（C）

1）患儿仰卧，施救者在患儿的右侧，部位在两侧肋弓交点处的胸骨下切迹上两横指上方，或婴儿乳头连线与胸骨交点下一横指处，或胸骨中、下1/3交界处。

2）年长儿用双手掌法，婴儿用双拇指重叠环抱按压法，新生儿亦可采用环抱法或单手示指、中指按压法。

3）按压频率：新生儿100～120次/分；婴幼儿及儿童100次/分。

4）胸廓下陷幅度：婴幼儿下陷2～3cm，儿童下陷4～5cm。

★5）大于8岁儿童同成人无论是单人心肺复苏还是双人心肺复苏，胸外按压与人工呼吸之比均为30：2，小于8岁儿童双人操作15：2，单人操作30：2。如胸外按压10～15min无效，有条件者应迅速开胸心脏按压。

（2）呼吸道通畅（A）

1）心搏、呼吸骤停后，意识丧失，全身肌肉松弛，舌根后坠，造成呼吸道阻塞。

2）故抢救心跳、呼吸骤停的患儿时，开放气道通畅是首要措施，及时清除患儿口鼻咽腔分泌物和异物。

（3）建立呼吸（B）

1）口对口人工呼吸：吹气时先迅速连续地吹气2次，以便打开阻塞的呼吸道和小的肺泡，避免肺脏回缩，吹气量以胸廓上抬为准。

2）气囊面罩人工呼吸：通过挤压复苏气囊，帮助患儿进行间歇正压呼吸。

3）气管内人工呼吸：气管插管后接呼吸机，有利于加压给氧和辅助呼吸。

4）人工呼吸的频率：12～20次/分。

（4）★心肺复苏有效标志

1）摸到大动脉跳动，测得收缩压＞60mmHg。

2）听到心音，心律失常转为窦性心律，自主呼吸恢复。

3）瞳孔缩小、对光反射恢复，为组织灌流量和氧供给量足够的最早指征。

4）口唇、甲床颜色转红。

3. 药物治疗 在进行CPR的同时，尽快建立静脉输液给药通路，肘前静脉插管是首选。药物治疗首选肾上腺素，用1：1000的肾上腺素溶液，按0.01mg/kg静脉注射，必要时在3～5min重复使用一次。出现酸中毒时用5%碳酸氢钠3～5ml/kg稀释后静脉滴注。根据病情尚可选择阿托品、利多卡因、葡萄糖、甘露醇、呼吸兴奋剂等药物。

4. 心电监护 在进行CPR的同时进行心电监护，可以明确疾病原因和心律失常类型，以便指导抢救和选择药物，可以了解病情和复苏效果。

5. 复苏后处理 重点是脑复苏，防止脑缺氧和脑水肿，对原发病、继发病及并发症进行救治，防治多器官功能衰竭。

6. 心理护理 家长对突然发生的状况极度恐慌，常缺乏对本病程度、预后及护理知识，从而产生焦虑，担心复苏的效果，悲观失望，丧失信心。要鼓励患儿家长树立信心，关心爱护患儿，建立良好的护患关系。

九、健康指导

1. 增强防范意识 应在如外伤、车祸、溺水、烧伤、误服药物、乘车儿童安全座椅的使用、儿童安全知识、珍爱生命等方面进行必要的教育，防止意外伤害的发生。

2. 普及院外心肺复苏知识 迅速高质量的技术宣教，可提高因意外事故致心搏、呼吸骤停患儿抢救成功的机会。

要点回顾

1. 引起新生儿心搏、呼吸骤停的主要原因是什么？
2. 心搏、呼吸骤停的临床表现及判断依据是什么？
3. 心搏、呼吸骤停的复苏步骤和方法有哪些？
4. 心肺复苏的有效标志是什么？

●○ 模拟试题栏——识破命题思路，提升应试能力 ○●

一、专业实务

A₁型题

1. 热性惊厥多发生的年龄组为
   A. 1个月以内　　　　B. 1~3个月
   C. 2~3个月　　　　 D. 3~4个月
   E. 6个月至3岁

2. 婴幼儿时期最常见惊厥的原因是
   A. 热性惊厥　　　　 B. 癫痫
   C. 中毒性脑病　　　 D. 脑炎和脑膜炎
   E. 低血糖和水、电解质紊乱

3. 下列有关惊厥的概念性描述，不正确的是
   A. 神经细胞大量异常、反复放电引起
   B. 全身或局部肌群发生自主收缩
   C. 收缩为强直性或阵挛性
   D. 同时伴有意识障碍
   E. 为神经系统功能暂时紊乱

4. 新生儿心搏、呼吸骤停的主要原因是
   A. 严重外伤　　　　 B. 心脏疾病
   C. 药物中毒　　　　 D. 窒息
   E. 电解质紊乱

A₂型题

5. 患儿，男，2岁。咳嗽、流涕1天，今起发热，来院途中抽搐，呈全身性。查体：体温39.5℃，心率130次/分，呼吸28次/分，神志清楚，考虑为热性惊厥，其发病机制主要为
   A. 神经细胞突然异常放电引起
   B. 下呼吸道不畅引起低氧血症
   C. 脑实质及液体量超过了代偿限度
   D. 血钙降低，神经肌肉兴奋性增高
   E. 脑组织突然缩小所致

6. 患儿，男，10个月。因发热，咳嗽，惊厥来院就诊。查体：体温39.8℃，咽充血，前囟平，神经系统检查无异常。请问该患儿惊厥的原因可能是
   A. 癫痫发作　　　　 B. 热性惊厥
   C. 低钙惊厥　　　　 D. 中毒性脑病

E. 化脓性脑膜炎

7. 患儿，女，7岁。突然发生惊厥，全身肌肉强直性痉挛，眼球上翻，口吐白沫，牙关紧闭，呼吸不规则，发绀，大小便失禁，惊厥发作持续30min以上。最可能的诊断是
   A. 热性惊厥　　　　 B. 癫痫小发作
   C. 惊厥持续状态　　 D. 中毒性脑病
   E. 婴儿手足搐搦症

8. 患儿，女，突然神志丧失，呼之不应，判断其心搏骤停的最准确方法是
   A. 听心音　　　　　 B. 做心电图
   C. 观察瞳孔　　　　 D. 摸颈动脉
   E. 测血压

9. 患儿，女，6岁。因溺水发生心搏、呼吸骤停，对该患儿进行心肺复苏单人施救时，心脏按压和人工呼吸的比例应是
   A. 2:1　　　　　　 B. 3:1
   C. 5:1　　　　　　 D. 15:2
   E. 30:2

10. 患儿，男，1岁半。晨起流涕，午后发热，晚上突然惊厥，持续2min自然缓解，神志转清。查体：发育正常，咽充血，颈无抵抗，凯尔尼格征阳性，诊断为上呼吸道感染并发热性惊厥，进一步检查的是
    A. 颅脑B超检查　　 B. 颅脑CT检查
    C. 脑脊液检查　　　 D. 心电图检查
    E. 脑电图检查

11. 患儿，男，7岁。因严重外伤大出血入院，入院后突然神志丧失。呼吸停止，护士见状后立即进行心肺复苏。该患儿胸外按压的部位是
    A. 胸骨上段　　　　 B. 胸骨中段
    C. 胸骨下段　　　　 D. 胸骨中、下1/3处
    E. 胸骨中点

12. 患儿，男，2岁。因心搏、呼吸骤停，需进行胸外按压，胸外按压时使胸骨下陷

A. 1～2cm　　B. 2～3cm　　C. 3～4cm

D. 4～5cm　　E. 5～6cm

13. 患儿，男，18个月，因发热、抽搐收入院，该患儿诊断为小儿惊厥，小儿惊厥是儿科常见急症，其发生率是成人的

A. 5～7倍　　B. 8～10倍　　C. 10～15倍

D. 15～18倍　　E. 20倍

14. 患儿，女，15个月，因发热、流涕2天就诊，查体：体温39.7℃，心率135次/分，神志清，咽部充血，心肺检查无异常，查体时患儿突然双眼上翻，四肢强直性、阵挛性抽搐。引起患儿病情变化的最可能的原因是

A. 癫痫　　　　　B. 化脓性脑膜炎

C. 低血糖　　　　D. 病毒性脑炎

E. 热性惊厥

15. 患儿，男，3岁。因心搏、呼吸骤停就诊，一般情况下，心搏、呼吸骤停患者大脑缺血缺氧的耐受时间是

A. 2～3min　　B. 3～5min　　C. 2～5min

D. 4～6min　　E. 5～10min

16. 患儿，女，6岁。因误吸导致窒息，患儿出现面色苍白，呼之不应。判断是否心搏呼吸骤停检查大血管搏动主要是

A. 桡动脉　　　　B. 颈动脉

C. 股动脉　　　　D. 肱动脉

E. 颞浅动脉

A₃/A₄型题

（17～20题共用题干）

患儿，男，2岁。半天来发热、流涕、咳嗽，0.5h前突然抽搐一次，持续约5min，为全身大抽搐。1岁时发热曾发作1次，情况与本次类似。查体：体温39℃，神志清楚，一般情况好。咽红，呼吸音稍粗，神经系统检查未见异常，来院急诊。

17. 该患儿抽搐的原因最可能是

A. 化脓性脑膜炎

B. 癫痫

C. 维生素缺乏性手足搐搦症

D. 热性惊厥

E. 中毒性脑病

18. 引起该病的高发年龄是

A. 新生儿　　　　B. 6个月至3岁

C. 3～4岁　　　　D. 5～8岁

E. 10岁以上

19. 该患儿的预后

A. 会越来越重

B. 随年龄增长，多数会自愈

C. 需服用抗癫痫药治疗

D. 需长期服用钙片、鱼肝油治疗

E. 需加大抗生素的量治疗

20. 该患儿惊厥时，脑电图检查常用于鉴别是否为

A. 癫痫　　　　　　B. 阿-斯综合征

C. 低血钙　　　　　D. 颅脑损伤

E. 脑膜炎

二、实践能力

A₁型题

21. 惊厥持续状态是指惊厥持续时间

A. ＞10min　　　　B. ＞20min

C. ＞30min　　　　D. ＞40min

E. ＞60min

22. 下列符合心搏、呼吸骤停表现的是

A. 双瞳孔大小不等、对光反射消失

B. 婴儿心率180次/分、肝肋下3cm

C. 心电图呈心室停搏

D. 呼吸呈潮式呼吸

E. 颈项强直、凯尔尼格征（＋）

23. 下列不属于小儿惊厥的典型表现的是

A. 突然意识丧失

B. 眼球上翻

C. 凝视或斜视

D. 局部或全身肌群出现强直性或阵挛性抽动

E. 角弓反张

24. 小儿惊厥时应重点观察

A. 体位变化　　　　B. 呼吸、瞳孔变化

C. 发绀程度　　　　D. 呕吐情况

E. 肌肉张力改变

A₂型题

25. 患儿，女，9个月。因上呼吸道感染出现发热，体温39℃，突然出现双眼凝视，意识丧失，全身抽搐，最常见的治疗配合是

A. 立即给予物理降温

B. 立即给予吸氧

C. 立即测量血压

D. 立即将患儿送入抢救监护室

E. 立即使用止惊及退热药物

26. 一小儿在非医院场所突然发生惊厥，在就地抢救措施中错误的是

A. 立即抱着患儿急送医院

B. 针刺或指压人中穴

C. 松解衣服领口

D. 去枕仰卧位, 头偏向一侧

E. 保持安静, 不能摇晃

27. 患儿, 3 岁, 惊厥反复发作入院, 为防止该患儿惊厥时外伤, 以下处理错误的是

A. 将纱布放在患儿的手中

B. 移开床上一切硬物

C. 用约束带捆绑四肢

D. 床边设置防护栏

E. 压舌板裹纱布置上下磨牙之间

28. 患儿, 男, 2 岁。以上呼吸道感染、热性惊厥 1 次入院, 现治愈出院, 下列实施的健康指导正确的是

A. 热性惊厥日后不会再发

B. 如有发作, 立即抱往医院抢救

C. 患儿发作时应摇晃呼喊, 将其唤醒

D. 如患儿日后再有体温升高, 应积极实施物理降温

E. 指导其热性惊厥可以自行好转, 好转后不需就医处理

29. 患儿, 男, 2 岁。因热性惊厥收入院, 用药控制惊厥首选的是

A. 地西泮　　　　　B. 苯巴比妥钠

C. 复方氯丙嗪　　　D. 水合氯醛

E. 异戊巴比妥钠

30. 患儿, 10 个月, 因热性惊厥入院。经治疗痊愈, 准备出院, 对其家长健康指导的重点是

A. 合理喂养的方法

B. 体格锻炼的方法

C. 惊厥预防及急救措施

D. 预防接种的时间

E. 小儿体检的时间

31. 患儿, 女, 2 岁。晨起打喷嚏, 流鼻涕。午后开始发热, 19 时突然抽搐, 持续 2min。去医院途中抽搐停止。神志清楚, 查体:发育正常, 体温 39.5℃, 前囟已闭, 咽部充血, 心肺无异常, 颈无抵抗。该患儿最可能是

A. 中枢神经系统感染

B. 败血症

C. 癫痫发作

D. 上感伴热性惊厥

E. 婴儿痉挛症

32. 患儿, 男, 15 个月。因着凉出现发热, 体温升高 (39.5℃), 突然出现两眼凝视, 意识丧失, 全身抽搐。以下措施中, 首先采取的措施应是

A. 立即物理降温

B. 立即吸氧

C. 立即测血压

D. 针刺人中

E. 将患儿送入抢救室

33. 患儿, 女, 2 岁。因心搏、呼吸骤停经抢救复苏痊愈出院, 对家长的健康教育最重要的是

A. 体格锻炼方法　　B. 预防接种时间

C. 合理喂养方法　　D. 小儿体格检查时间

E. 急救措施

34. 患儿, 女, 1 岁。因咳嗽、发热 1 天就诊, 查体:精神萎靡, 体温 40℃, 双肺可闻及少许湿啰音, 心肺听诊无明显异常, 胸部 X 线检查提示:双肺感染性病变, 门诊诊断为肺部感染, 予头孢类抗感染治疗。在输液过程中突然出现抽搐。护士应首先采取的措施是

A. 通知医生　　　　B. 停止输液

C. 给予氧气吸入　　D. 立即约束患儿

E. 加床档

A_3/A_4 型题

(35~38 题共用题干)

患儿, 男, 6 岁。因车祸致大腿开放性骨折大量出血, 1h 后患儿出现面色苍白, 呼之不应。

35. 应首先采取的措施是

A. 止血

B. 骨折复位

C. 判断呼吸、心搏情况

D. 抬上救护车

E. 包扎

36. 心肺复苏时首先应采取的措施是

A. 开放气道　　　　B. 人工呼吸

C. 胸外心脏按压　　D. 心前区叩击

E. 心内注射

37. 进行心肺复苏, 心脏按压频率是

A. 60~80 次/分　　B. 80~90 次/分

C. 100~120 次/分　D. 120~130 次/分

E. 130~140 次/分

38. 心肺复苏后最重要的处理措施是

A. 纠正酸中毒　　　B. 应用抗生素

C. 强心利尿　　　　D. 防止脑缺氧和脑水肿

E. 持续心电监护

(黄笑群)

模拟试题

一、专业实务

A₁型题

1. 小儿营养不良主要是指机体缺乏下列哪项
   A. 热量和（或）脂肪
   B. 热量和（或）糖
   C. 热量和（或）维生素
   D. 热量和（或）蛋白质
   E. 热量和（或）水

2. 婴儿期是指
   A. 从孕期28周到生后1周
   B. 从孕期28周到生后2周
   C. 从出生到生后满2周
   D. 从出生到满1岁前
   E. 从出生到生后满30天

3. 足月儿生理性黄疸持续时间应小于
   A. 2周　　　B. 3周　　　C. 4周
   D. 5周　　　E. 6周

4. 婴儿易发生溢乳的原因是下列哪项
   A. 胃较垂直
   B. 贲门括约肌松弛
   C. 胃排空时间短
   D. 常发生胃肠逆蠕动
   E. 幽门括约肌发育欠成熟

5. 小儿两次生长发育高峰发生于
   A. 婴儿期和幼儿期
   B. 幼儿期和学龄前期
   C. 婴儿期和青春期
   D. 幼儿期和学龄期
   E. 学龄前期和学龄期

6. 幼儿期的特点及保健重点是
   A. 生长发育极其旺盛，容易发生营养和消化紊乱
   B. 智能发育迅速，应重视促进语言与大运动能力的发展
   C. 来自母体的抗体减少，抗感染能力弱，易患各种传染病

   D. 应按计划免疫程序完成基础免疫
   E. 加强教育，注意培养学习习惯

7. 小儿第一次生长发育高峰发生于
   A. 婴儿期　　　　　B. 幼儿期
   C. 学龄前期　　　　D. 学龄期
   E. 青春期

8. 新生儿可从母体获得，但3～5个月后逐渐消失的抗体是
   A. 免疫细胞　　　　B. 补体
   C. IgG　　　　　　D. IgM
   E. IgA

9. 属于青紫型先天性心脏病的是
   A. 房间隔缺损　　　B. 室间隔缺损
   C. 动脉导管未闭　　D. 法洛四联症
   E. 主动脉缩窄

10. 婴幼儿时期最常见惊厥的原因是
    A. 热性惊厥　　　　B. 癫痫
    C. 中毒性脑病　　　D. 脑炎和脑膜炎
    E. 低血糖和水、电解质紊乱

11. 幼儿期的特点不包括
    A. 体格生长发育速度较婴儿期减慢
    B. 智能发育较婴儿期突出
    C. 语言、动作及心理方面发展较慢
    D. 前囟闭合，乳牙出齐
    E. 能控制大小便

12. 婴儿前囟闭合的时间为
    A. 0.5～1岁　　　　B. 1～1.5岁
    C. 1.5～2岁　　　　D. 2～2.5岁
    E. 2.5～3岁

13. 下列关于小儿动作发育，正确的是
    A. 8个月会爬　　　B. 4个月开始抬头
    C. 8个月开始能坐　D. 12个月试独站
    E. 18个月开始会独走

A₂型题

14. 患儿，男，10个月，因发热、咳嗽、惊厥来院就诊。体检：体温40℃，咽充血，前囟平。请问该患儿惊厥的原因可能是
    A. 癫痫发作　　　　B. 热性惊厥
    C. 低钙惊厥　　　　D. 中毒性脑病
    E. 化脓性脑膜炎

15. 患儿，9个月，出生后有反复呼吸道感染，体检发现胸骨左缘第2～3肋间有Ⅲ级收缩期喷射性杂音，怀疑有先天性心脏病。确诊最简便、安全的辅助检查是
    A. 胸部X线检查　　B. 心电图
    C. 超声心动图　　　D. 心导管检查
    E. 心血管造影

16. 患儿，男，4岁，因全身水肿入院。查体：面部、腹壁及双下肢凹陷性水肿，阴囊水肿明显，诊断为肾病综合征。患儿辅助检查下列正确的是
    A. 血清胆固醇＜5.7mmol/L
    B. 血浆总蛋白明显增高
    C. 尿蛋白定性＋～＋＋
    D. 血白蛋白浓度＜30g/L
    E. 24h尿蛋白定量＜0.05g/kg

17. 患儿，8个月，出生后人工喂养，未添加辅食，近2个月来面色苍白，食欲低下。体检发现口唇及睑结膜苍白，肝、脾轻度肿大。血常规显示血红蛋白明显降低，考虑为缺铁性贫血。导致该患儿缺铁的主要原因是
    A. 先天储铁不足　　B. 铁的摄入不足
    C. 铁需要量增加　　D. 某些疾病影响
    E. 铁丢失过多

18. 患儿，男，6个月。因发热、呕吐3天，惊厥2次入院，脑脊液检查结果支持化脓性脑膜炎的诊断。以下描述可能与该患儿的脑脊液检查不符合的是
    A. 外观清亮　　　　B. 细胞数增多
    C. 压力增高　　　　D. 蛋白增多
    E. 糖和氯化物降低

19. 3岁患儿被确诊为原发性肺结核。家长询问该病的预后，护士可以解释其最常见的病理转归为
    A. 吸收好转
    B. 进展为干酪性肺炎
    C. 进展为结核性胸膜炎
    D. 恶化为急性血行播散性肺结核
    E. 急性全身性血行播散性结核病

20. 患儿，4个月，因鹅口疮入院，给该患儿清洁口腔用
    A. 温开水　　　　　B. 生理盐水
    C. 0.1%乙酸　　　　D. 2%碳酸氢钠溶液
    E. 3%过氧化氢溶液

21. 患儿，男，因确诊新生儿低血糖输注葡萄糖，此时应重点注意
    A. 给予高糖饮食　　B. 给予高蛋白饮食
    C. 监测血糖变化　　D. 注意保暖
    E. 防止昏迷

22. 患儿，女，6个月。体温37.8℃，轻咳，惊厥4次，发作后神志清楚，一般情况好，压枕部有乒乓球感，肺有少量湿啰音。惊厥的原因是
    A. 重症肺炎　　　　B. 婴儿手足搐搦症
    C. 痉挛性喉炎　　　D. 气管异物
    E. 佝偻病

23. 患儿，男，4岁。发育正常，身体健康。体检测血压，以下最有可能的是
    A. 78/52mmHg　　　B. 87/58mmHg
    C. 93/62mmHg　　　D. 96/65mmHg
    E. 100/66mmHg

24. 患儿，女，5岁，确诊流行性腮腺炎，该病的传播途径是
    A. 体液传播　　　　B. 接触传播
    C. 消化道传播　　　D. 呼吸道传播
    E. 虫媒传播

25. 患儿，女，4岁，确诊水痘，该患儿具有传染性的时段为
    A. 潜伏期
    B. 出疹期
    C. 出疹前10天至出疹后5天
    D. 出疹前5天至第一批疹退
    E. 出疹前1～2天至全部疱疹结痂

26. 患儿，男，足月新生儿。出生后第5天出现双侧乳房肿大，正确的处理是
    A. 送儿科急诊
    B. 挤压乳房，观察是否有分泌物
    C. 抗感染治疗
    D. 双侧冷敷
    E. 不予处理

27. 6个月婴儿，体重7.5kg，有湿疹，出生后不久即开始腹泻，5～7次/日，进乳良好，精神状态良好，大便检查未见异常，应考虑为
    A. 婴儿腹泻（轻型）B. 迁延性腹泻
    C. 生理性腹泻　　　D. 病毒性肠炎

E. 真菌性肠炎

28. 6个月男婴，3天来高热，咳嗽，精神萎靡，纳差，时有呕吐，大便稀，日3～4次，周围血白细胞20×10⁹/L。查体：烦躁不安，气促，面色苍白，皮肤可见猩红热样皮疹，两肺可闻及中小湿啰音。诊断为小儿肺炎，引起该肺炎最可能的病原体是

A. 腺病毒　　　　B. 肺炎支原体

C. 金黄色葡萄球菌　D. 肺炎链球菌

E. 呼吸道合胞病毒

29. 患儿，1岁，出生后6个月起逐渐出现青紫，哭闹后加重，胸骨左缘2～4肋间闻及Ⅲ级收缩期杂音，诊断为法洛四联症。其青紫程度主要取决于

A. 肺动脉狭窄程度　B. 主动脉骑跨

C. 房间隔缺损　　　D. 室间隔缺损

E. 贫血程度

30. 患儿，1岁，逐渐苍白2个月，肝肋下2.5cm，脾肋下0.5cm，血红蛋白80g/L，红细胞3×10¹²/L，红细胞中央淡染区扩大，诊断为缺铁性贫血。以下哪项不是缺铁性贫血的原因

A. 早产

B. 母孕期严重缺铁性贫血

C. 生长发育过快

D. 接触阳光少，影响铁的吸收

E. 双胎

31. 患儿，男，8岁，2周前患扁桃体炎。近日眼睑浮肿，尿少，有肉眼血尿，血压135/90mmHg，诊断为急性肾小球肾炎，与该病关系密切的病史为

A. 1天来腹痛　　　B. 2天来腹泻

C. 2周前腰部外伤　D. 2周前扁桃体炎

E. 2个月前尿路感染

32. 患儿，女，足月新生儿。出生后第6天出现阴道少量流血，这是因为

A. 阴道黏膜炎症　B. 阴道腺体未成熟

C. 产道感染　　　D. 细菌感染

E. 受母体雌激素的影响而出现的假月经

33. 患儿，4个月，纯母乳喂养，其正常粪便应当是

A. 墨绿色黏稠的　B. 淡黄色质硬的

C. 灰白色条状　　D. 黄色糊状

E. 蛋花汤样

34. 3日龄男婴，因出现惊跳、手足搐搦诊断为新生儿低钙血症。其主要的护理问题是

A. 营养失调

B. 潜在并发症：颅内压增高

C. 体温过低

D. 有受伤的危险

E. 有窒息的危险

35. 患儿，9个月，排黄色水样便3天。以下不必要的辅助检查是

A. 血常规　　　　B. 大便常规

C. 超声心动图　　D. 血清电解质

E. 大便培养

36. 患儿，2月龄。其家长来咨询预防佝偻病的有关知识，你应指导家长给予小儿口服维生素D的剂量是

A. 400～800U/D　　B. 2000～4000U/D

C. 5000～8000U/D　D. 每月10万～20万U

E. 每月20万～40万U

37. 6个月的健康婴儿体重为7kg，为适应正常的生长发育需要，每日要供给热量

A. 2302kJ　　　　B. 3220kJ

C. 3558kJ　　　　D. 4186kJ

E. 2511kJ

38. 婴儿，女，出生后3天，已按时完成疫苗接种，准备出院。指导家长婴儿第二次乙肝疫苗接种的年龄是

A. 1个月　　　　B. 2个月

C. 3个月　　　　D. 4个月

E. 5个月

A₃/A₄型题

（39～42题共用题干）

患儿，男，2岁。半天来发热、流涕、咳嗽，0.5h前突然抽搐一次，持续约5min，为全身大抽搐。1岁时发热曾发作1次，情况与本次类似。查体：体温39℃，神志清楚，一般情况好。咽红，呼吸音稍粗，神经系统检查未见异常，来院急诊。

39. 该患儿抽搐的原因最可能是

A. 化脓性脑膜炎

B. 癫痫

C. 维生素缺乏性手足搐搦症

D. 热性惊厥

E. 中毒性脑病

40. 引起该病的高发年龄是

A. 新生儿　　　　B. 6个月至3岁

C. 3～4岁　　　　D. 5～8岁

E. 10岁以上

41. 该患儿的预后

A. 会越来越重

B. 随年龄增长，多数会自愈

C. 需服用抗癫痫药治疗

D. 需长期服用钙片、鱼肝油治疗

E. 需加大抗生素的量治疗

42. 该患儿惊厥时，脑电图检查常用于鉴别是否为

A. 癫痫   B. 阿-斯综合征

C. 低血钙   D. 颅脑损伤

E. 脑膜炎

（43～46题共用题干）

患儿，男，1岁2个月，体检检查：体重9.2kg，身长78cm，前囟尚未闭合。

43. 测量身长可以了解儿童的

A. 营养状况   B. 肌肉发育

C. 骨骼发育   D. 神经发育

E. 运动能力

44. 此时宝宝每日的需水量大约是

A. 800ml   B. 1000ml   C. 1200ml

D. 1300ml   E. 1400ml

45. 家长询问护士小儿前囟关闭最迟的时间，正确的回答是

A. 8个月   B. 10个月   C. 12个月

D. 18个月   E. 24个月

46. 指导家长了解囟门迟闭常见的原因是

A. 脑萎缩   B. 小头畸形

C. 脑发育不良   D. 营养不良

E. 维生素D缺乏性佝偻病

（47～49题共用题干）

患儿，男，因双下肢皮肤紫癜伴腹痛1天入院，初步诊断为过敏性紫癜。

47. 该病发病年龄多见于

A. 青少年   B. 学龄期儿童

C. 学龄前期儿童   D. 婴幼儿

E. 新生儿

48. 该病的主要病理基础是

A. 心肌炎   B. 大动脉、大静脉炎

C. 关节炎   D. 毛细血管炎症

E. 小动脉、小静脉炎

49. 该患儿实验室检查结果正确的是

A. 出血时间异常   B. 血小板明显减少

C. 红细胞明显减少   D. 凝血时间延长

E. 血小板和出、凝血时间正常

（50～52题共用题干）

患儿，女，2岁。腹泻4天入院，大便每日数十次，蛋花汤样，水分多，伴有呕吐、尿少、轻咳。体检：体温38.5℃，前囟、眼窝凹陷，皮肤弹性差，四肢稍凉。实验室检查：白细胞$6.0×10^9$/L，Na^+128mmol/L，K^+3.5mmol/L，剩余碱（BE）–15mmol/L。

50. 最可能的诊断是

A. 腹泻病，轻度脱水，代谢性酸中毒

B. 腹泻病，中度等渗性脱水，代谢性酸中毒

C. 致病性大肠杆菌肠炎，高渗性脱水，代谢性酸中毒

D. 重型腹泻病，中度低渗性脱水，代谢性酸中毒

E. 腹泻病，代谢性酸中毒

51. 最可能的病原体是

A. 金黄色葡萄球菌   B. 产毒性大肠杆菌

C. 侵袭性大肠杆菌   D. 轮状病毒

E. 念珠菌

52. 脱水、代谢性酸中毒纠正后患儿突然抽搐，此时应做什么检查

A. 脑脊液   B. 头颅CT

C. 血糖   D. 脑电图

E. 血钙

（53～55题共用题干）

患儿，男，1岁，弛张高热、气促、咳嗽有黄痰，突然出现明显的呼吸困难、烦躁、剧烈咳嗽、面色发绀、不能平卧，查体：胸廓饱满，叩诊上方呈鼓音、下方胸廓叩诊呈实音，听诊呼吸音减弱，心率140次/分，肝大肋下2.0cm。

53. 该患儿最可能的诊断是

A. 急性上呼吸道感染

B. 肺炎合并脓气胸

C. 支气管哮喘

D. 急性感染性喉炎

E. 肺炎合并心力衰竭

54. 引起该患儿肺炎最可能的病原体是

A. 腺病毒   B. 肺炎支原体

C. 流感嗜血杆菌   D. 呼吸道合胞病毒

E. 金黄色葡萄球菌

55. 为进一步明确诊断需做何检查

A. 胸部X线片   B. 心电图

C. 血常规   D. 超声心动图

E. 血清冷凝集素试验

（56～58题共用题干）

患儿，女，4个月，消瘦，乏力气促，因支气管肺炎住院治疗，体检中发现有心脏杂音，经检查

诊断为室间隔缺损。

56.该疾病属于先天性心脏病中的

A.左向右分流型　　　B.右向左分流型

C.无分流型　　　　　D.青紫型

E.以上都不是

57.以下情况不符合室间隔缺损的说法的是

A.胸骨左缘第3～4肋间可闻及收缩期杂音

B.小型缺损能自然关闭

C.杵状指

D.常发生呼吸道感染

E.应避免过度激动和剧烈哭闹

58.如果患儿服用洋地黄时，正确的用药护理是

A.服药前数脉搏　　　B.服药后数脉搏

C.药物饭前服用　　　D.药物饭后服用

E.与钙剂同时服用

二、实 践 能 力

A₁型题

59.新生儿颅内出血不适宜的措施是

A.保持安静，尽量避免惊扰

B.早期使用甘露醇以降低颅内压

C.烦躁不安、惊厥时可用镇静剂

D.可使用维生素K_1以控制出血

E.神经细胞营养药

60.给1岁儿童常规保健，下列建议错误的是

A.培养饮食习惯　　　B.保证充足睡眠

C.适当体育活动　　　D.预防免疫性疾病

E.按时预防接种

61.开始给婴儿添加蛋黄的时间应为

A.出生后2个月　　　B.出生后4～6个月

C.出生后7～9周　　　D.出生后10个月

E.出生后12个月

62.新生儿寒冷损伤综合征复温的原则是

A.逐步升温，循序渐进

B.供给足够液量，帮助复温

C.立即升温，使体温迅速达正常

D.立即放入34℃温箱，逐步升温

E.保证体温每小时升高1℃

63.患儿，男，2岁，体格检查：头围48cm，胸围49cm，身长85cm，估算其体重应是

A.6kg　　　　　　　B.7kg

C.8kg　　　　　　　D.9kg

E.12kg

64.使用温箱的适应证中以下错误的是

A.出生体重低于2kg

B.早产儿

C.出生体重低于正常的新生儿

D.冬季出生的新生儿

E.新生儿硬肿症

65.护理小儿尿布皮炎时应注意

A.便后用冷水将臀部洗净

B.皮肤污垢先用肥皂水，再用清水洗

C.臀部在阳光下晒30～60min

D.用棉签取氧化锌软膏贴在皮肤上轻轻滚动涂药

E.包紧尿布以免粪便外溢

66.麻疹出疹的顺序是

A.头面→耳后→躯干→四肢末端→全身

B.耳后发际→面部→躯干→四肢→手掌

C.四肢末端→头面→躯干→背部→胸部

D.四肢末端→躯干→头面→耳后发际

E.头面→四肢末端→耳后发际→前胸→后背

67.为心搏、呼吸骤停患儿实施心肺复苏时最关键的是

A.大声呼救　　　　　B.口对口人工呼吸

C.清理呼吸道　　　　D.心脏按压

E.心电监护

68.关于小儿肺炎的护理，以下不正确的是

A.体位采用头高位或半卧位

B.经常翻身更换体位以减轻肺部淤血

C.及时注意吸痰以保持呼吸道畅通

D.尽量少喂奶、少喂食，以防呛咳及引起窒息

E.输液时严格控制液量和速度，以防肺水肿

69.下列符合心搏、呼吸骤停表现的是

A.双瞳孔大小不等、对光反射消失

B.婴儿心率180次/分、肝肋下3cm

C.心电图呈心室停搏

D.呼吸呈潮式呼吸

E.颈项强直、凯尔尼格征（＋）

70.出生后1周内用来促进动脉导管关闭的药物是

A.吲哚美辛（消炎痛）

B.阿司匹林

C. 对乙酰氨基酚

D. 硝苯地平

E. 布洛芬

A₂型题

71. 一小儿在非医院场所突然发生惊厥，在就地抢救措施中错误的是
    A. 立即抱着患儿急送医院
    B. 针刺或指压人中穴
    C. 松解衣服领口
    D. 去枕仰卧位，头偏向一侧
    E. 保持安静，不能摇晃

72. 患儿，女，2岁，体重10kg，身高82cm，腹壁皮下脂肪厚度在0.7cm，皮肤稍苍白，身长尚正常。分析该患儿的营养评价是
    A. 营养中等　　　B. 重度营养不良
    C. 中度营养不良　D. 轻度营养不良
    E. 营养良好

73. 患儿，女，9个月，发热、咳嗽3天。查体：体温37.8℃，呼吸45次/分，心率130次/分，口周发绀，鼻翼扇动，两肺听诊有细湿啰音。护士应为该患儿行鼻导管吸氧，吸氧的流量和浓度分别为
    A. 0.5～1L/min，＜40%
    B. 1～2L/min，＜40%
    C. 1～2L/min，＜50%
    D. 2～4L/min，＜40%
    E. 2～4L/min，＜50%

74. 患儿，男，3岁。体质差，反复患呼吸道感染。体检发现胸骨左缘第2～3肋间闻及Ⅱ～Ⅲ级收缩期杂音，肺动脉瓣区第二心音亢进，伴固定性分裂。最可能的诊断是
    A. 房间隔缺损　　B. 室间隔缺损
    C. 动脉导管未闭　D. 法洛四联症
    E. 右位心

75. 患儿，10个月，出生后反复患呼吸道感染。3天前发热、咳嗽，今日出现气促、烦躁不安。体检：体温38.6℃，呼吸68次/分，心率182次/分，胸骨左缘第3～4肋间闻及Ⅳ级收缩期杂音，肺动脉瓣区第二心音亢进，肝肋下3cm，双下肢轻度水肿。最可能的诊断为
    A. 室间隔缺损
    B. 室间隔缺损合并肺炎
    C. 室间隔缺损合并心力衰竭
    D. 室间隔缺损合并肺炎和心力衰竭

E. 室间隔缺损合并亚急性心内膜炎

76. 对化脓性脑膜炎患儿的处理，正确的是
    A. 保持安静，头侧位以防窒息
    B. 硬脑膜下穿刺时应侧卧位，固定头部
    C. 重症患儿输液速度宜快，防止休克
    D. 颅内压高时应适量放出脑脊液
    E. 硬脑膜下积液者可穿刺放液，每次不少于30ml

77. 患儿，女，3岁，因发热3天，出疹1天入院，入院诊断为麻疹，该病早期诊断的临床依据是
    A. 发热3～4天后耳后出疹
    B. 接触麻疹患儿后发热
    C. 高热及耳后淋巴结肿大
    D. 口腔有麻疹黏膜斑
    E. 未按时接种麻疹疫苗

78. 患儿，女，8岁。确诊水痘，现处于出疹期，自述皮疹瘙痒难忍。下列护理措施正确的是
    A. 指导其可隔衣物挠抓皮疹患处
    B. 皮疹完全消退前不可洗澡，以防感染
    C. 局部可涂抹地塞米松膏
    D. 遵医嘱口服抗组胺药物
    E. 皮疹处不可涂抹炉甘石洗剂

79. 患儿，8个月，出生后6个月内生长发育好，近2个月呆滞，面黄，诊断为营养性巨幼红细胞贫血，其血常规变化正确的是
    A. 白细胞增高
    B. 网织红细胞增高
    C. 血小板增高
    D. 血红蛋白下降较红细胞下降明显
    E. 血涂片红细胞大小不均，大细胞为主，中央淡染区不明显

80. 患儿，3岁，惊厥反复发作入院，为防止该患儿惊厥时外伤，以下处理错误的是
    A. 将纱布放在患儿的手中
    B. 移开床上一切硬物
    C. 用约束带捆绑四肢
    D. 床边设置防护栏
    E. 压舌板裹纱布置上下磨牙之间

81. 患儿，女，10个月。因发热、咳嗽3天，病情加重来诊。查体：患儿烦躁不安，气促，口唇发绀。体温39℃，脉搏180次/分。肺部可闻及较多细湿啰音，心音低钝，肝肋下3cm。对该患儿的护理错误的是
    A. 面罩给氧　　B. 置患儿于半卧位
    C. 避免各种刺激　D. 加快输液速度

E. 备好抢救药品

82. 患儿，女，6个月，体温37.9℃，呛奶、咳嗽，有痰，咳不出，出现面色发绀，呼吸急促，双肺可闻及散在干、湿啰音，护士应首先采取的措施是

A. 降温　　　　　B. 止咳

C. 吸痰　　　　　D. 吸氧

E. 控制感染

83. 足月新生儿，出生6天，生后第3天出现皮肤黄染，无发热，精神状态好，心肺（－），脐（－），血清胆红素154μmol/L。正确的处理为

A. 光照疗法　　　B. 给予苯巴比妥

C. 输白蛋白　　　D. 应用抗生素

E. 暂不需要治疗

84. 患儿，男，3月龄，因腹泻入院，预防尿布皮炎的有效护理措施是

A. 便后用肥皂水清洗臀部

B. 便后清洗臀部，并涂滑石粉

C. 局部有皮疹者可涂激素类软膏

D. 避免用塑料膜或油布包裹尿布

E. 局部表皮剥脱者可涂抗生素软膏

85. 患儿，8个月，因溃疡性口腔炎入院，以下护理措施错误的是

A. 口腔护理用2%碳酸氢钠溶液

B. 进餐前可局部涂2%利多卡因

C. 清洗后涂1%甲紫

D. 患儿的奶具、玩具应煮沸消毒

E. 患儿宜进食温凉的流质饮食

86. 患儿，女，1岁，母乳喂养，腹泻2天，稀水便，每日5～6次，护士正确的饮食指导是

A. 禁食4～6h

B. 继续母乳喂养，暂停辅食

C. 继续添加辅食

D. 给予高营养富有热量的饮食

E. 口服补液期间患儿不能饮水

87. 一患儿出生后3天，发热、鼻塞。体检：体温39.8℃，咽部充血，诊断为上感。对该患儿的护理措施应首选

A. 解开过厚衣被散热

B. 口服退热药物

C. 用退热栓降温

D. 用0.5%麻黄碱滴鼻

E. 用50%乙醇擦浴

88. 患儿，6岁，发现心脏杂音、口唇青紫4年余，活动后突然昏厥、抽搐、神志不清，诊断为法洛四联症脑缺氧发作，此时最紧急的处理是

A. 静脉注射毛花苷丙

B. 静脉注射普萘洛尔

C. 静脉注射高渗葡萄糖

D. 肌内注射地西泮止惊

E. 静脉滴注钙剂

89. 患儿，2岁。诊断为缺铁性贫血，血红蛋白80g/L。为改善贫血症状最佳的食物是

A. 牛奶及乳制品

B. 动物肝脏及高蛋白饮食

C. 鱼、虾及高热量饮食

D. 绿叶蔬菜

E. 海带、紫菜及低蛋白饮食

90. 患儿，男，4岁，因高度水肿，尿蛋白++++入院。诊断为肾病综合征，治疗首选

A. 肾上腺皮质激素　　B. 青霉素

C. 环磷酰胺　　　　　D. 白蛋白

E. 利尿剂

91. 患儿，男，6个月。因高热伴喷射性呕吐入院，现患儿烦躁不安，哭闹不止，前囟隆起，下列护理措施中不妥的是

A. 保持室内安静

B. 让患儿平卧位

C. 护理操作集中进行

D. 严密观察生命体征

E. 静脉用降颅内压药先快后慢

92. 血行播散性肺结核患儿出现高热、气促、发绀等表现，以下护理不恰当的是

A. 吸氧　　　　　B. 观察神志变化

C. 降温　　　　　D. 人工机械通气

E. 卧床休息

93. 患儿，8个月，因腹泻1天伴中度脱水入院，经治疗患儿病情好转，现转为口服补液盐（ORS）溶液补液，该溶液中钾的浓度为

A. 10%　　　　　B. 15%

C. 0.15%　　　　D. 0.2%

E. 0.3%

94. 患儿，8个月，因腹泻伴脱水入院，当补液纠正脱水和酸中毒时，患儿突然发生惊厥，应首先考虑

A. 低血钾　　　　B. 低血钠

C. 低血钙　　　　D. 低血镁

E. 低血糖

95. 患儿，男，13个月，站立不稳，查有方颅、鸡胸，血钙磷乘积＜30mg/dl，诊断为佝偻病激期，下列处理措施哪项不妥

A. 护理动作要轻柔

B. 加强站、立、行训练以促进运动发育

C. 增加富含维生素D及矿物质的食物

D. 鼓励母亲抱患儿到户外多晒太阳

E. 遵医嘱给予维生素D治疗

96. 患儿，男，6岁，2周前患扁桃体炎。近日因水肿、少尿、肉眼血尿、血压115/80mmHg入院，诊断为急性肾小球肾炎，引起患儿扁桃体炎最常见的细菌是

A. 金黄色葡萄球菌　B. 溶血性链球菌

C. 肺炎球菌　　　　D. 大肠埃希菌

E. 副大肠杆菌

A_3/A_4型题

（97～100题共用题干）

患儿，8个月，呕吐、腹泻稀水便3天，1天来尿量极少，精神萎靡，前囟及眼窝极度凹陷，皮肤弹性差，四肢发凉，脉细弱，血清钠135mmol/L，诊断为重症腹泻。

97. 此时首选的补液溶液是

A. 生理盐水扩容

B. 2∶3∶1溶液补充累积损失

C. 补碱纠正酸中毒

D. 2∶1溶液扩容

E. 1∶1溶液补充累积损失

98. 为判断脱水性质，需要做的检查是

A. 血清电解质　　B. 血气分析

C. 血糖　　　　　D. 血黏度

E. 红细胞沉降率

99. 补液纠正脱水后，出现以下哪项表现说明该患儿发生了低钾血症

A. 腱反射亢进　　B. 震颤

C. 手足搐搦　　　D. 惊厥

E. 肌肉的兴奋性降低

100. 纠正脱水后，第二天的补液方案是

A. 还需要补充生理需要量

B. 还需要补充继续损失和生理需要量

C. 可以改口服补液

D. 还需要按首日补液量继续补液

E. 可以不必补液

（101～102题共用题干）

患儿，11个月，发热、咳嗽2天，以肺炎收入院。入院第2天，突然烦躁不安、呼吸急促、发绀。查体：体温38℃，呼吸70次/分，心率180次/分，心音低钝，两肺细湿啰音增多，肝肋下3.5cm。

101. 该患儿最可能并发了

A. 中毒性脑病　　B. 急性呼吸衰竭

C. 脓气胸　　　　D. 肺大疱

E. 急性心力衰竭

102. 对该患儿首先采取的护理措施是

A. 超声雾化吸入　B. 限制钠、水入量

C. 设法让患儿安静　D. 患儿取右侧卧位

E. 清理患儿呼吸道

（103～106题共用题干）

患儿，7个月，早产，出生后牛乳喂养，未加辅食。因面色苍白、精神萎靡1个月收入院，查体：嗜睡，肝脾大，血红蛋白66g/L，红细胞$2.5×10^{12}$/L，血涂片：红细胞体积小，中央淡染区扩大，诊断为营养性缺铁性贫血。

103. 主要的治疗措施是

A. 肌内注射维生素B_{12}

B. 口服叶酸

C. 口服铁剂

D. 输血

E. 口服维生素C

104. 药物治疗的同时，首要的护理措施是

A. 多晒太阳　　　B. 添加含铁丰富的辅食

C. 体格锻炼　　　D. 预防感染

E. 供给氧气

105. 根据患儿年龄，目前最适合的补铁食物是

A. 蛋黄　　　　　B. 猪肝

C. 猪肉　　　　　D. 牛肉

E. 鸭血

106. 家长询问服用铁剂的时间，正确的回答是

A. 红细胞正常后再服2个月

B. 网织红细胞正常后再服2个月

C. 糖化血红蛋白正常后再服2个月

D. 血红蛋白正常后再服2个月

E. 红细胞染色正常后再服2个月

（107～108题共用题干）

患儿，5岁，患室间隔缺损，体格瘦小，病情较重，平时需用地高辛维持心功能。现患儿因肺炎后诱发急性心力衰竭，按医嘱用毛花苷C。

107. 使用洋地黄类药物，下列哪项是错误的

A. 准确计算洋地黄类药物剂量

B. 用药前测心率

C.用药后观察有无恶心、呕吐及心律不齐

D.可同时服用氯化钙

E.可同时服用氯化钾

108. 该患儿第2天出现恶心、呕吐，视力模糊，最大可能是

A.强心苷中毒反应

B.急性胃炎

C.急性心力衰竭加重

D.肺炎加重

E.室间隔缺损的表现

（109~112题共用题干）

患儿，8月龄，反复发热10天，间断惊厥伴呕吐3天。未接种过卡介苗。体检：体温39.2℃，神志模糊，反应差。前囟饱满，颈有抵抗，布鲁津斯基征（+），凯尔尼格征（+）。PPD试验（+++）。血常规检查：白细胞14.2×10⁹/L，其中淋巴细胞66%。脑脊液涂片薄膜找抗酸杆菌（+）。诊断为结核性脑膜炎。

109. 以上检查中对确诊最有意义的是

A.淋巴细胞明显升高

B.前囟饱满，颈有抵抗

C.未接种过卡介苗

D.PPD试验（+++）

E.脑脊液抗酸杆菌（+）

110. 此时最主要的护理诊断是

A.体温过高

B.有传播感染的危险

C.营养失调

D.潜在并发症：脑疝

E.知识缺乏

111. 目前最主要的治疗及护理措施是

A.控制疾病传染

B.健康宣教

C.降低颅内压

D.密切观察病情变化

E.改善营养状况

112. 在护士观察患儿病情时，以下表现中说明患儿进入晚期的特征是

A.昏迷、惊厥频繁发作

B.凯尔尼格征、布鲁津斯基征阳性

C.动眼神经和展神经瘫痪

D.腹壁反射消失

E.偏瘫或肢体瘫痪

（113~116题共用题干）

患儿，女，胎龄38周，刚娩出。心率120次/分，呼吸佳，四肢能活动，口服液刺激喉部反应明显，全身皮肤红润。

113. 该小儿按Apgar评分可评为

A.10分　　　　B.9分

C.8分　　　　D.7分

E.6分

114. 视频中对该患儿所做的检查是

A.拥抱反射　　　B.觅食反射

C.吞咽反射　　　D.握持反射

E.吸吮反射

115. 为预防患儿感染的护理措施中最重要的是

A.工作人员衣着清洁

B.强化洗手意识

C.诊疗用具严格消毒

D.定期健康检查

E.早产儿室空气净化

116. 3天后患儿随母亲出院。下列出院时的健康宣教，不正确的是

A.坚持母乳喂养

B.观察大小便

C.观察皮肤颜色

D.2周后开始补充维生素D

E.满月后复查卡介苗接种效果

参考文献

崔焱，仰曙芬. 2017. 儿科护理学. 6版. 北京：人民卫生出版社.

全国护士执业资格考试用书编写专家委员会. 2021. 2022全国护士执业资格考试指导. 北京：人民卫生出版社.

王卫平，孙锟，常立文. 2018. 儿科学. 9版. 北京：人民卫生出版社.

张梅珍. 2018. 儿科护理学笔记. 4版. 北京：科学出版社.

参考答案

第1章

1～5 CDBCE

第2章

1～5 DBECB 6～10 EBBEA 11～15 EBABE

16～20 DCCDB 21～25 EBAAE 26～30 BABBD

31～35 BCCEA 36～40 CDEED 41～45 CDCBC

46～50 DDEBB 51～55 EBCAC 56～60 DDBBC

第3章

1～5 EAAEE 6～10 CDDDE 11～15 CDBAC

16～18 EDD

第4章

1～5 BECBE 6～10 EBCBE 11～15 ECADB

16～20 CEEAE 21～25 ACEEC 26～30 CBECD

31～35 DBCBA 36～40 ECCDA 41～45 BECDA

46～50 BACBD 51～55 BAEAA 56～60 ABDED

61～65 CDAEB 66～70 CCEBB 71～75 ADBED

76～80 BAEDC 81～85 EDBCB 86～90 ABDEB

91～95 DCEAC 96～100 ADBEC

第5章

1～5 CAECE 6～10 EDAAD 11～15 BCDDC

16～20 EBEDB 21～25 ECABC 26～30 ABBBE

31～33 EEC

第6章

1～5 DBCBD 6～10 BDACB 11～15 AECDA

16～20 CCDAC 21～25 AACBE 26～30 ABDBD

31～35 ADECC 36～40 CDBDE 41～44 CEBC

第7章

1～5 ABCAA 6～10 CDBEC 11～15 CCCAB

16～20 BDDCA 21～25 CCEAE 26～30 EEAAE

31～35 DDDCD 36～40 ADDCE 41～45 BEDEC

46～50 CCAED

第8章

1～5 DAEDB 6～10 DCBDD 11～15 DDCEC

16～20 ABAAD 21～25 DBDDD 26～30 BCCDA

31～35 BDAAA

第9章

1～5 DDDDB 6～10 CECEB 11～15 EDDAC

16～20 CEDCD 21～25 BBACB 26 D

第10章

1～5 DCBCD 6～10 DDBCC 11～15 ECBDC

16～20 CCBDC 21～25 EEBAB 26～30 CABEB

31～35 CBDDC 36～40 EDBCB 41～45 CDACE

第11章

1～5 EEDAD 6～10 ACECA 11～15 CAADB

16～20 CAAEB 21～25 AAAEC 26～30 BCCDD

31～35 EDCEA 36～40 DEECC 41～43 EBA

第12章

1～5 DCDCD 6～10 CBDCD 11～15 EACAC

16～20 BEBAE 21～25 AADCB 26～30 ECABA

第13章

1～5 BADBB 6～10 CBCBD 11～15 CCBBA

16～20 DEDED 21～25 CDECE 26～30 EAAEB

31～35 DBBBA 36～40 EDDAB 41～45 BCBBC

46～50 DADCA 51～55 EEAEA 56～60 BCDED

61～65 CCBCE

第14章

1～5 EABDA 6～10 BCBEE 11～15 DBCED

16～20 BDBBA 21～25 CCEBE 26～30 ACDAC

31～35 DDEAC 36～38 CCD

模拟试题

一、专业实务

1～5 DDABC 6～10 BACDA 11～15 CBABC

16～20 DBAAD 21～25 CBBDE 26～30 ECCAD

31～35 DEDEC 36～40 ABADB 41～45 BACBD

46～50 EBDED 51～55 DEBEA 56～58 ACA

二、实践能力

59～63 BDCAE 64～68 DDBCD 69～73 CAADA

74～78 ADADD 79～83 ECDCE 84～88 DABAB

89～93 BABDC 94～98 CBBDA 99～103 EBECC

104～108 BADDA 109～113 EDCAA 114～116 BBE